针灸名家

取穴验案精讲

殷振瑾 编著

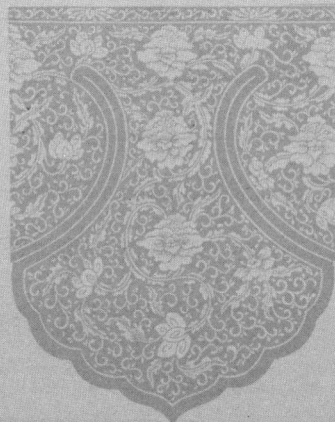

中国中医药出版社
· 北 京 ·

图书在版编目（CIP）数据

针灸名家取穴验案精讲 / 殷振瑾编著 . —北京：中国中医药出版社，2014.12（2022.8 重印）

ISBN 978-7-5132-2248-8

Ⅰ.①针…　Ⅱ.①殷…　Ⅲ.①针灸疗法—选穴　Ⅳ.① R224.4

中国版本图书馆 CIP 数据核字（2014）第 303025 号

中 国 中 医 药 出 版 社 出 版

北京经济技术开发区科创十三街31号院二区8号楼

邮政编码　100176

传真　010-64405721

三河市同力彩印有限公司印刷

各地新华书店经销

*

开本 880×1230　1/32　印张 9.5　字数 238 千字

2014 年 12 月第 1 版　2022 年 8 月第 5 次印刷

书号　ISBN 978-7-5132-2248-8

*

定价　28.00 元

网址　www.cptcm.com

如有印装质量问题请与本社出版部调换（010-64405510）

版权专有　侵权必究

服务热线　010-64405510

购书热线　010-89535836

微信服务号　zgzyycbs

微商城网址　https://kdt.im/LIdUGr

官方微博　http://e.weibo.com/cptcm

天猫旗舰店网址　https://zgzyycbs.tmall.com

前　言

　　针灸医案是历代针灸医家为后学者留下的宝贵财富，集中体现了医家的辨证论治、处方取穴、操作手法以及学术思想，有着较高的学术价值及临床指导意义。历代针灸医案浩如烟海，散布于众多书籍之中，学习者往往不知从何下手，影响了医案的学习效果，使名医经验不能很好地传承下来。

　　笔者多年来致力于针灸文献的整理与研究，广泛地搜集历代名家的针灸医案，筛选出具有代表性、临床价值较高的典型医案，辑录成书。为了便于理解，本书适量添加了医家简介与按语。

　　本书将医案按照十四经腧穴的顺序编排，如肺经首穴为中府穴，窦材医案集中体现了中府穴肃降肺气、宣肺止咳的功用，就将其编入该穴的条目之下。这种编排体例的优点在于强调了名家取穴的经验，将腧穴的学习放在典型医案的特定环境中，便于学习者深入理解腧穴的功能主治、操作方法、配穴方法等。

　　本书适合广大中医针灸学习者、从业者阅读，同时还可用于针灸教师的教学参考。

　　虽然本人进行了认真审校，但仍可能存在疏漏之处，敬请广大读者提出宝贵意见，以便再版时修订提高。

殷振瑾

2014 年 6 月

目 录 contents

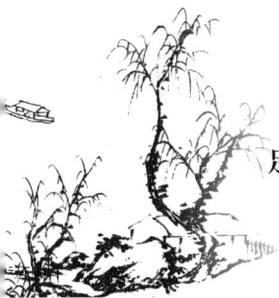

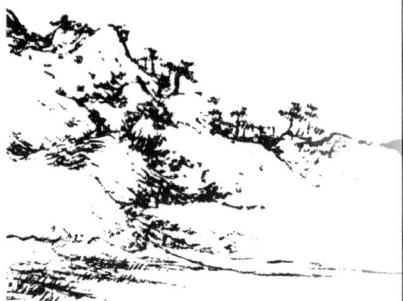

第四章 ●
足太阴脾经腧穴

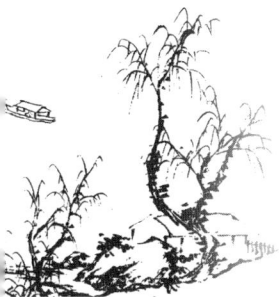

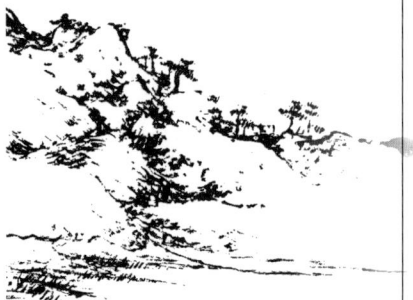

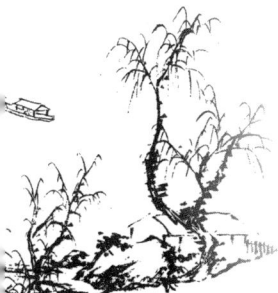

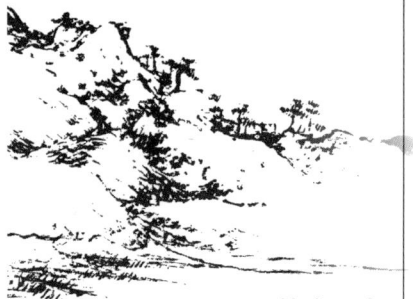

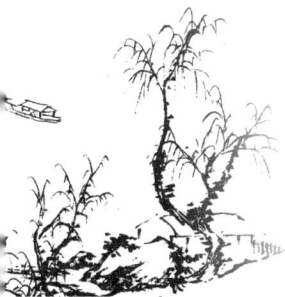

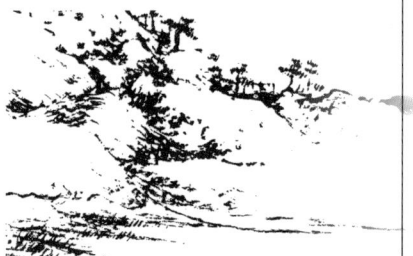

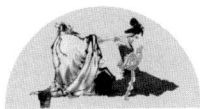

第一章　手太阴肺经腧穴

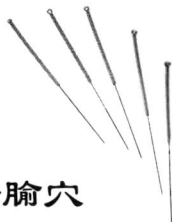

一、中府 （肺之募穴，肺经、脾经之交会穴）

（一）基础知识

【穴名释义】府为经气所会，神气所聚之所。穴为手足太阴脉气之会，是胸中肺脏神气聚集之处。

【定位】在胸部，横平第1肋间隙，锁骨下窝外侧，前正中线旁开6寸。

【主治】①咳嗽，气喘，胸痛；②肩背痛。

【操作】向外斜刺或平刺0.5～0.8寸，不可向内深刺。可灸。

【古代文献摘录】

《百症赋》：胸满更加噎塞，中府意舍所行……

（二）验案举隅

窦材医案

一人暑月饮食冷物，伤肺气，致咳嗽、胸膈不利。先服金液丹百粒，泄去一行，痛减三分，又服五膈散而安，但觉常发。后五年复大发，灸中府穴五百壮，方有极臭下气难闻，后永不复发。

——《扁鹊心书》

【医家简介】

窦材，南宋真定（今河北省正定县）人，曾官任开州巡检、武翼郎。祖上四世业医，窦材以三世扁鹊自任，积累四十余年的行医经验，晚年撰写了《扁鹊心书》。全书以大量篇幅记述了内、外、妇、儿等各科病症的治疗，并且书中附有四十多例针灸医案，其中大部分是运用灸法治疗的。

窦材临证之时重视灸法，提出"灼艾第一"的学术观点。窦氏认为："医之治病用灸，如做饭需薪。""保命之法，灼艾第一，丹药第二，附子第三。"具体临床应用时，一是强调有病要早灸，"若灸迟，真气已脱，虽灸亦无用矣"；二是主张重病多灸，壮数宜多，"世俗用灸，不过三五十壮，殊不知小疾则愈，驻命根则难"，故其用灸多在百壮以上。窦氏为了减轻重灸给患者带来的痛苦，灸前给患者服睡圣散："山茄花（曼陀罗花）、火麻花……采后共为末，每服三钱，小儿只一钱，茶酒任下，服后即昏睡，可灸五十壮，醒后再服再灸。"

【按语】

此案之咳嗽得之于暑月饮食冷物，寒邪直中脾胃，邪气进而影响到肺。肺主宣发肃降，寒气闭郁于肺，肺失肃降，出现咳嗽；肺气不宣，故而胸膈不利。此属寒气闭肺。中府是肺之募穴，为肺气汇聚于胸腹部的穴位，功可宣肺理气，开通郁闭，正对此证。为何运用灸法？病得之于饮冷，病机为寒气闭肺，故借助艾灸之温阳散寒，开郁散结。寒祛而邪去，气机开通，肺气恢复清肃，升降自如，故病得痊愈。

二、侠白

（一）基础知识

【穴名释义】侠，夹之意；白，肺之色。此穴位于上臂，夹肺两旁。

【定位】在上臂前区，腋前纹头下 4 寸，肱二头肌桡侧缘处。

【主治】①咳嗽，气喘，胸痛；②肩痛。

【操作】向外斜刺 0.5～0.8 寸，不可向内深刺。可灸。

（二）验案举隅

贺普仁医案一

李某，女，18 岁。

下颌生白斑 1 年。

1 年前，下颌处有一白色小斑，有 1cm×1cm 大小，不痛不痒，自涂白癜净，二三次后起大水疱，疱起之处皮肤日后即成白色。后来又涂白灵丁，效果差，皮肤深层起水疱。现皮肤 2cm×4cm 大小的白色斑块，不痛。舌质淡红，舌苔薄白，脉细。

辨证：气血不调，经络不通。

治法：调和气血，疏通经络。

取穴：围刺，灸侠白。

刺法：隔日 1 次，每次 10 分钟。

经 3 个月治疗后，症状缓解，皮肤如常。

——《中国百年百名中医临床家丛书·贺普仁》

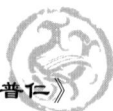

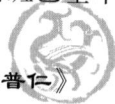

贺普仁医案二

刘某，女，18 岁。

左腿出现白色斑块 7 年。

7 年前左腿发现白色斑块，有 1cm×1cm 大小，未见增大。去年双手腕、右下腹部、右肋、右脚腕等处均新增白斑，逐渐发展，最大 5cm×7cm。性情急躁，睡眠尚可，饮食一般，二便可。舌红边有齿痕，苔薄白，脉弦滑。

辨证：肝郁脾虚，气血不调。

治法：健脾疏肝，活血通络。

取穴：局部灸侠白以及背部痣点放血拔罐。

刺法：背部痣点用三棱针点刺后拔罐放血。隔日治疗 1 次。

治疗 10 次后，白斑明显缩小，其中左手腕部的白斑已基本消失。

——《中国百年百名中医临床家丛书·贺普仁》

【医家简介】

贺普仁，当代针灸大家。1926 年出生于河北省涞水县。14 岁时经亲友介绍，投在当时北京的名医牛泽华门下开始学习针灸，8 年间通读四书五经，刻苦背诵《内经》及针灸基本理论，打下了扎实的基本功。在学习的过程中，贺普仁发现武术对于针灸有事半功倍的妙处，17 岁时有幸拜尹氏八卦掌第二代名师曹钟升为师学习八卦掌，强身健体之外，学习工作亦大有起色。1948 年学成出师之后，在北京天桥附近开设了自己的诊所——普仁诊所。

1956年他关闭了自己的诊所，来到北京中医医院，担任针灸科第一任主任，经过多年的努力，将针灸科搞得红红火火。

贺普仁教授在多年临床经验的基础上，创立了"贺氏针灸三通法"，形成了"病多气滞，法用三通"的学术思想。贺老认为在疾病的发生过程中，气滞是非常重要的病机，气滞则不通，不通则患病。三通法是采用针灸方法，通过调气以通经，或通经以调气，达到疏通气血、治疗疾病的目的。三通法具体分为：以毫针刺法为主的"微通法"；以火针疗法为主的"温通法"；以三棱针放血为主的"强通法"。

【按语】

皮肤色素脱失，呈现白色斑或乳白色斑，是白癜风的临床表现。该病是一种常见多发的色素性皮肤病，中医文献中又有"白癜""白驳""白驳风""斑白""斑驳"等名称。中医认为各种原因导致的肌肤失养均可导致本病的发生，病机为气机失和，气血凝滞。

《寿世保元》中提到侠白穴主治"赤白汗斑"。贺老认为，侠白穴属于肺经，此穴可以调理肺气，行气活血，荣养肌肤。贺老常常用之治疗白癜风。具体方法：侠白穴用艾卷温和灸，每次半小时；配合阿是穴火针点刺；背部放血拔罐；局部围刺。

三、尺泽（合穴）

（一）基础知识

【穴名释义】尺，尺肤部，前臂为尺；泽，水聚处。穴居尺部，为本经之合穴，所入为合，喻手太阴脉气到此像水之归聚。

【定位】在肘区，肘横纹上，肱二头肌腱桡侧凹陷处。

【主治】①咳嗽，气喘，咳血，咽喉肿痛，潮热，肺部胀满；②急性吐泻，中暑，小儿惊风；③肘臂挛痛。

【操作】直刺 0.8～1.2 寸；或点刺出血。可灸。

【古代文献摘录】

《医宗金鉴》：尺泽主刺肺诸疾，绞肠痧痛锁喉风，伤寒热病汗不解，兼刺小儿急慢风。

《灵光赋》：吐血定喘补尺泽。

《玉龙歌》：筋急不开手难伸，尺泽从来要认真。

（二）验案举隅

承淡安医案

一男子患霍乱，倒伏铁路旁，吐泻污物满地，气息奄奄欲绝，围而观者十数人。一医针为主，针中脘、承山等穴。余问该医："有脉否？"曰："已无。"令人移至净地，观其舌红中带紫色，爪龈亦有紫色，掐之尚发白，余谓尚可救治。因十宣等穴俱已刺过，出三棱针为刺尺泽、委中等处之紫络，出黑血盏许。又刺水沟、中脘，病者知痛而苏。十余分钟后，两脉渐现，吐泻亦止。乡人识者，抬送其归家。

——《承淡安针灸师承录》

【医家简介】

承淡安（1899—1957），江苏江阴人，我国近现代著名的针灸学家。承淡安出生于世医家庭，父亲梦琴公，精通医道。淡安年少随父学习针灸，后又师从当地名医瞿简庄，通内、外、儿各科，尤以针灸见长。后在江苏一代行医，名声颇高。1929 年创办中国针灸学研究社，并设通函研究科，广征学员。1934 年东渡日本游学考察，回国后创办了第一所针灸专业学校"中国针灸学讲习所"，为培养针灸人才作出了巨大的努力。中华人民共和国成立后，担任江苏省中医学校校长。代表著作为《中国针灸治疗学》。

承淡安作为中西医汇通流派的领军人物，将西医知识引入针灸理论中，倡导中西医汇通，主张用科学的方法研究针灸，对于现代实验针灸理论的建立有着重要的启示。

【按语】

霍乱，中医病名，泛指突然剧烈吐泻、心腹绞痛的疾病，包括传染性疾病和单纯性吐泻的病症。

尺泽穴为本经之合穴，合治内腑，本穴可和胃降逆、调肠止泻。古人认为，尺泽蕴有沼泽之意，若时病拘急，如腹痛吐泻，可以放血以泻之，犹如开闸泄水，泻水流于湖泽，可以降低水位，则无涨逆之患。故而运用放血疗法以泻之，可以治疗急性腹痛吐泻。

四、少商（井穴）

（一）基础知识

【穴名释义】少，小也；商，五音之一，五行属金，与肺相应。穴为肺经之井穴，所出为井，言其脉气外发似浅而小的水流。

【定位】在手指，拇指末节桡侧，指甲根角侧上方 0.1 寸。

【主治】①咽喉肿痛，鼻衄，咳嗽；②高热，昏迷，癫狂；③指肿，麻木。

【操作】浅刺 0.1 寸；或点刺出血。可灸。

【古代文献摘录】

《医宗金鉴》：少商惟针双蛾痹，血出喉开功最奇。

《肘后歌》：热血流入心肺腑，须要金针刺少商。

《外科证治全生集》：喉中似有物如龙眼大，吞不入，吐不出，名梅核气。男妇皆有此证，刺少商穴最妙。

（二）验案举隅

甄权医案

唐刺史成君绰，忽腮颔肿大如升，喉中闭塞，水粒不下三日。甄权以三棱针刺少商，微出血，立愈。

——《针灸聚英》

【医家简介】

甄权（541—643），隋唐年间著名针灸医家。因其母生病，与弟甄立言精究医术，专习方书，遂为名医。甄权于针灸术造诣尤深，兼通药治。甄权一生著述颇多，绘有《明堂人形图》一卷；撰有《针经钞》三卷，《针方》《脉诀赋》各一卷，《药性论》四卷。甄氏的《明堂人形图》当时流传很广，唐代孙思邈据其重新修订了人体经脉腧穴彩图（已佚），对针灸学发展有一定贡献。

甄权不仅针术娴熟、朝野闻名，还精通颐养摄生之术，深知吐故纳新是健身延年的有效方法，并主张饮食清淡，可使胃气调和，增长精气。

【按语】

少商穴可以清热利咽，点刺出血，善治咽喉肿痛。

薛己医案

太守叶咽喉肿痛，痰涎不利，手足发热，喜冷饮食，用清咽利膈汤，二剂不应。刺少商穴，喉少宽，痰从鼻出如胶，患处出紫血稍宽，至七日咳出秽脓而愈。

清咽利膈汤

组成：前胡　防风　荆芥　连翘　牛蒡子　山豆根　元参　山栀　桔梗　甘草

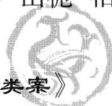

——《续名医类案》

【医家简介】

薛己（约1486—1558），字新甫，号立斋，江苏苏州（吴县）人，明代医学家。薛氏乃世医出身，精于内、外、儿、五官、针灸诸科，受到张元素、李杲、钱乙等人学术思想的影响。薛己治学极为刻苦，著有《外科枢要》《内科摘要》《女科撮要》《疬疡机要》《正体类要》《口齿类要》等书。其对于针灸的贡献在于运用砭灸法治疗外科疾患。他认为灸法能补助阳气以使阴肿成脓，以求一决而溃；对于已成脓者，主张速去其毒气，采用排脓放血法。

【按语】

少商为肺经之井穴，为金之木，具有金之清肃，又有木性之疏达，故而擅长通瘀解热，泄毒消肿，可以治疗毒热壅盛之咽喉肿痛。此案除了针刺之外，还用汤药清热解毒，配以患处放血排脓，血出则毒败。

贺普仁医案

刘某，女，42岁。

昨日突然感到心中不适，继而鲜红血液从鼻中衄出，当即用冷水淋头而血止。下午稍活动后衄血复出，出血量多，不止，感头痛头胀，烦闷，大便干燥，小便黄赤，月经正常。望诊：声息正常，面苍黄，舌质稍紫，无苔。脉象：弦数。

辨证：肝郁不舒，郁久化热上冲，迫血妄行。

治则：平肝泻火，清热凉血。

取穴：少商。

刺法：以中等火针，用速刺法，点刺少商穴。热盛者可挤出少量血液。

——《中国百年百名中医临床家丛书·贺普仁》

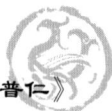

【按语】

肺胃之热或肝郁化火，均可灼伤阳络，可致鼻衄。取少商穴可以宣肺散邪，疏风清热而止血。

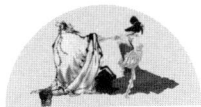

第二章 手阳明大肠经腧穴

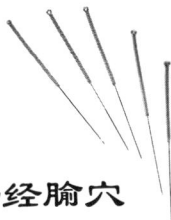

一、合谷（原穴）

（一）基础知识

【穴名释义】肉之大会为谷。穴当手拇指、食指肌肉联合处；二指分开时，该处凹陷，形似深谷。

【定位】在手背，第1、2掌骨间，第2掌骨桡侧的中点处。

简便取穴：以一手的拇指指骨关节横纹，放在另一手拇、食指之间的指蹼缘上，当拇指尖下是穴。又名虎口。

【主治】①头痛，目赤肿痛，咽喉肿痛，失音，鼻衄，齿痛，口眼歪斜，耳鸣，耳聋，痄腮；②热病，无汗，多汗；③经闭，滞产；④腹痛，便秘；⑤上肢不遂。

【操作】直刺0.5～1寸。可灸。针刺时手呈半握拳状。孕妇不宜针。

【古代文献摘录】

《针灸大成·大肠主肺客》：阳明大肠侠鼻孔，面痛齿疼腮颊肿，生疾目黄口亦干，鼻流清涕及血涌，喉痹肩前痛莫当，大指次指为一统，合谷列缺取为奇，二穴针之居病总。

《针灸大全·马丹阳天星十二穴治杂病歌》：合谷在虎口，两指歧骨间，头痛并面肿，疟疾热还寒，齿龋鼻衄血，口噤不开言，针入五分深，令人即便安。

《医宗金鉴》：合谷主治破伤风，痹痛筋急针止疼，兼治头上诸般病，水肿产难小儿惊。

《针灸大全》：面口合谷收。

《肘后歌》：口噤眼合药不下，合谷一针效甚奇。

《玉龙歌》；头面纵有诸样症，一针合谷效通神。

《玉龙歌》：偏正头风有两般，有无痰饮细推观，若然痰饮风池刺，倘无痰饮合谷安。

《席弘赋》：睛明治眼未效时，合谷光明安可缺。

《百症赋》：天府合谷，鼻中衄血宜追。

《胜玉歌》：两手酸疼难执物，曲池合谷共肩髃。

《席弘赋》：手连肩脊痛难忍，合谷针时要太冲。

《针灸大成》：少汗，先补合谷，次泻复溜；多汗，先泻合谷，次补复溜。

《肘后歌》：当汗不汗合谷泻，自汗发黄复溜凭。

《玉龙歌》：无汗伤寒泻复溜，汗多宜将合谷收，若然六脉皆微细，金针一补脉还浮。

《圣惠方》：皮肤枷疥，遍身风疹。

《席弘赋》：冷嗽先宜补合谷，却须针泻三阴交。

（二）验案举隅

郑魁山医案

患者，男，2岁。

其母代诉：患儿感冒高热、咳嗽两天后，突然四肢抽搐，持续不已半天。

检查：体温 40.1℃，神志昏迷，两目上视，牙关紧闭，角弓反张，颈项强直，四肢抽搐，口唇和三关纹青紫。

证系外感实邪，入内化火，热极化风。

采用驱邪清热、开窍醒神、息风镇痉之法治之。

先针水沟，向鼻中隔斜刺，以泪出为度；针合谷，向第一、二掌骨之间斜刺；配风府、大椎、后溪、申脉，用泻法；十宣、大敦点刺出血。针后抽搐停止，观察两小时，未抽搐，体温降至38℃。为巩固疗效，每日 1 次，连续针治 3 天未再抽搐，体温降至正常。

——《中国百年百名中医临床家丛书·郑魁山》

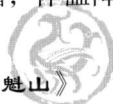

【医家简介】

郑魁山（1918—2010），河北省安国县人，全国首批名老中医药学术经验继承指导老师，被评为"甘肃省首届名中医"，享受国务院政府特殊津贴。出生于针灸世家，为家中长子，10 岁跟随曾祖父郑云祥学习中医，15 岁时跟随父亲郑毓琳学习针灸，白天跟随父亲出诊，晚上攻读医籍与针灸名著。他学习刻苦，勤于钻研，20 岁时出师，成为郑氏神针第四代传人。他创始了郑氏针法，包括汗、吐、下、和、温、清、消、补的"针刺治病八法"和"热补法""凉透法""温通法""关闭法""穿胛热""过眼热"等特殊针刺方法，并将之应用于针灸的临床和实验研究之中，因此他被称为"西北针王""中国针灸当代针法研究之父"。

【按语】

小儿高热惊厥的主要表现为四肢抽搐、牙关紧闭、角弓反张。大多由外感风寒入里化热，热邪引动肝风所致，当治以清热、开窍、息风。

郑魁山经验：运用水沟配合合谷穴治疗小儿惊风。水沟可醒脑开窍，为急救之要穴；合谷穴位于虎口，为人身气血之大关，可息风镇痉、醒脑开窍，治疗小儿惊风。刺法：水沟针尖向上斜刺；合谷由虎口赤白肉际向上斜刺，至两掌骨间，使针感向上传导。

徐文伯医案

昔宋太子善医术，出苑游，逢一怀娠女人。太子诊之曰：是一女子。令徐文伯诊之。文伯曰：是一男一女。太子性暴，欲剖腹视之。文伯止曰：臣请针之。于是泻足三阴交，补手阳明合谷，其胎应针而落。

——《针灸大成》

【按语】

合谷穴位于人体气血之大关，可以通过调气，以理血调经，而治疗妇产科疾患。下气助产治疗滞产；通经开闭治疗经闭。合谷穴治疗滞产常常配伍三阴交，合谷为气之大关，三阴交为足三阴经之交会，主血。补合谷泻三阴交可以补气行气活血，下胎助产。

二、阳溪（经穴）

（一）基础知识

【穴名释义】手背为阳；筋骨间凹陷，类似山溪。穴位于手背处，两筋之间的狭长凹陷处。

【定位】在腕区，腕背侧远端横纹桡侧，桡骨茎突远端，手拇指向上翘起时，当拇短伸肌腱与拇长伸肌腱之间的凹陷中。

【主治】①手腕痛；②头痛，目赤，齿痛，咽喉肿痛，耳鸣，耳聋。

【操作】直刺 0.5～0.8 寸。可灸。

【古代文献摘录】

《医宗金鉴》：阳溪主治诸热证，瘾疹痂疥亦当针，头痛牙痛咽喉痛，狂妄惊中见鬼神。

《千金方》：主臂腕外侧痛不举。

《席弘赋》：牙齿肿痛并喉痹，二间阳溪疾怎逃。

（二）验案举隅

肖少卿医案

张某，男，52 岁。

自述右手腕疼痛已有 4 个月，近 1 个月来疼痛加剧。

检查：右桡骨茎突部有轻度漫肿，按压痛剧，令握拳外展时桡骨茎突部出现剧痛，且向前臂及手部放散。拇指运动乏力，当拇指活动时，患部出现摩擦音。

证属筋痹，亦即桡骨茎突部狭窄性腱鞘炎。

治予舒筋活络。

取穴：阿是、阳溪、列缺、合谷，均取患侧，用平补平泻手法，针后加灸，隔日施术 1 次。共针灸 18 次而获痊愈。之后 5 年，未见复发。

——《中国针灸处方学》

【医家简介】

肖少卿，1923 年生，江苏省泰兴市人。师从季惠民先生学习中医内外科，尽得其真传。1956 年毕业于江苏省中医进修学校医本科，后任教于南京中医学院和南京中医药大学，一直从事针灸教学、临床和科研工作。主编出版《中国针灸处方学》《中国针灸学史》等书。肖氏创立了针灸治法处方五十种及"针刺补泻透刺术"。

【按语】

肖少卿舒筋活络方：阿是穴（针刺加艾条灸），阳溪（针刺加艾条灸），列缺（针刺加艾条灸），合谷（针刺）。本方可以舒筋活络，治疗狭窄性腱鞘炎（包括桡骨茎突部狭窄性腱鞘炎和屈指肌腱鞘炎）。

阳溪穴位于腕关节，可治疗气血运行不畅的腕部酸痛。此处为狭窄性腱鞘炎易发之部位，常常用来治疗此病。此案取阿是穴"以痛为输"；阳溪位于腕部，可以舒筋活络；合谷穴通经活络，善治上肢痹痛；列缺位于桡骨茎突上方，可以疏通局部气血，通络止痛。

桡骨茎突部狭窄性腱鞘炎症见：腕部疼痛逐渐加剧，握拳外展时，桡骨茎突部出现疼痛，可以向手部及前臂放射，拇指运动无力，拇指活动时可有摩擦音或弹响。

屈指肌腱鞘炎症见：多发于拇指、中指、无名指，拇指最为多见，伴有局限性肌腱增厚。局部疼痛感，并向腕部放射，手指伸屈功能受限，常常需要另一只手帮助扳动才能屈伸，屈伸时会发出弹响声。检查时，可以在掌指关节掌侧出现压痛。

三、上廉

（一）基础知识

【穴名释义】穴在前臂桡侧内缘，下廉上方。

【定位】在前臂，肘横纹下 3 寸，阳溪与曲池连线上。

【主治】①肘臂痛，半身不遂，手臂麻木；②头痛；③肠鸣，腹痛，腹泻。

【操作】直刺 0.5～1 寸。可灸。

（二）验案举隅

贺普仁医案一

王某，女，27 岁。

毛发稀疏 3 年余。

3 年前觉头发开始脱落，逐渐头发越来越少，几见头皮，余无异常感觉。纳食、睡眠均好，二便正常。

望诊：头发稀少，苔白腻，脉沉细。

辨证：肾气不足，发失所养。

治则：补肾益气，健脾养血。

取穴：上廉、中脘、足三里。经 3 次治疗后，停止脱发。洗发时仅掉少量头发。

针 12 次，已有毛发新生。1 年后随访，发长如初。

——《中国百年百名中医临床家丛书·贺普仁》

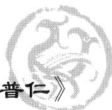

【按语】

随着生活节奏加快，工作压力增大，脱发的患者也越来越多了。中医认为脱发的病机主要有：肾之华在发，肾精亏虚，发失所养；各种原因导致心脾损伤，气血化生无源，头发失于滋养。

贺普仁治疗脱发以上廉穴为主穴，选穴少而精。贺老认为脱发的病机主要为各种原因导致的气血不足，不能上荣于发而致本病。阳明经多气多血，取本穴可以荣养气血以治疗脱发。本案还配以胃之募穴中脘、胃之下合穴足三里，为募合配穴，目的是补益后天，加强补气养血而生发之功。

贺普仁医案二

张某，女，36岁。

头部脱发10年余。

患者素日睡眠不好，易做恶梦，精神紧张，每遇心中有事，则反复思考，夜眠更差。脱发处，小者如黄豆大小，大者如5分硬币，形状不规则。曾外用某生发精两瓶，未见效果。近半月来工作紧张，夜眠差，头顶和枕部各有一块脱发处，请求诊治。现纳可，二便调。望诊：舌体胖大有齿痕，苔薄白。切诊：脉细。查体：头顶脱发处约2分硬币大，枕部脱发处似黄豆大。

辨证：劳伤气血，血不养发。

治则：调补气血，养血生发。

取穴：上廉、阿是穴（头部脱发处）。

刺法：以毫针刺上廉1寸深，密刺阿是穴。

患者针治10次长出细发。

——《中国百年百名中医临床家丛书·贺普仁》

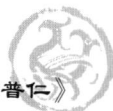

【按语】

贺老对于斑秃的患者除了针刺上廉穴外，常在阿是穴（脱发局部）采用密刺法。

四、曲池（合穴）

（一）基础知识

【穴名释义】曲，屈曲之意。取本穴时，当屈曲肘部（伸直则无）。池，水池。屈曲时穴处凹陷形如浅池。又为手阳明经合穴，所入为合，经气似水之所聚。

【定位】在肘区，曲肘成直角，在肘横纹外侧端与肱骨外上髁连线中点处。

【主治】①手臂痹痛，上肢不遂；②热病，头痛，眩晕，癫狂；③腹痛，吐泻，痢疾；④咽喉肿痛，齿痛，目赤痛；⑤瘾疹，湿疹；⑥瘰疬。

【操作】直刺 1～1.5 寸。可灸。

【古代文献摘录】

《针灸大全·马丹阳天星十二穴治杂病歌》：曲池拱手取，屈肘骨边求，善治肘中痛，偏风手不收，挽弓开不得，筋缓莫梳头，喉闭促欲死，发热更无休，遍身风癣癞，针着即时瘳。

《医宗金鉴》：曲池主治中风是，手挛筋急痛痹风，兼治一切疟疾病，先寒后热自然平。

《胜玉歌》：两手酸疼难执物，曲池合谷共肩髃。

《玉龙歌》：两肘拘挛筋骨连，艰难动作欠安然，只将曲池针泻动，尺泽兼行见圣传。

《肘后歌》：腰背若患挛急风，曲池一寸五分攻。

《甲乙经》：伤寒余热不尽。

《针灸聚英》：余热不尽先曲池，次及三里与合谷，二穴治之余热除。

《杂病穴法歌》：头面耳目口鼻病，曲池、合谷为之主。

（二）验案举隅

贺普仁医案一

赵某，男，26岁。

左侧淋巴结肿胀、疼痛3天。

3 天前开始出现左淋巴结肿大、疼痛，伴咽部不适，头胀痛，食欲减退，眠可，小便调，大便偏干。望诊：咽红，舌边尖红，苔黄略腻。

辨证：邪热内蕴，毒热聚结。

治则：清热解毒，软坚散结。

取穴：曲池。

刺法：以 4 寸毫针，刺入穴位后将针卧倒，针尖向上沿皮刺入 4 寸，留针 30 分钟。每日针刺 1 次。

治疗过程中，疼痛逐渐减轻，肿胀减退，3 次而愈。

——《中国百年百名中医临床家丛书·贺普仁》

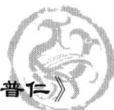

【按语】

曲池穴功擅清热消肿、化痰散结，可以治疗痰火郁结于颈部的瘰疬。贺老常用此穴治疗颈部淋巴结炎、淋巴结核等疾患。此案只用曲池一穴，可谓效专力宏，可见其清热解毒消肿之功效。此外，手五里、臂臑同为手阳明经腧穴，也可治疗瘰疬。

金针王乐亭采用 6 寸金针刺入曲池穴后，透刺手五里、臂臑二穴治疗瘰疬，一针三穴，可收神效。

贺普仁医案二

田某，女，8 岁。

除面部外，全身皆有神经性皮炎已 6 年之久。两肘、两膝、两臀部、后颈部均有皮疹，瘙痒，尤为后颈部及两肘部均呈苔藓样改变，有搔痕，为此，经常啼哭。纳一般，二便正常。望诊：面黄，苔白，四肢躯干均有苔藓样皮疹。脉象：沉细。

辨证：情志不遂，气血郁滞，血虚生风。

治则：祛风利湿，通经络，调气血。

取穴：曲池、血海。

刺法：以毫针刺入穴位 1 寸深，用补法，留针 30 分钟。

1 诊后刺痒明显减轻。2 诊后皮疹停止新生。共诊治 15 次，诸症消失。

——《中国百年百名中医临床家丛书·贺普仁》

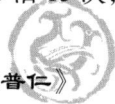

【按语】

曲池穴可以清热解毒、散风止痒，治疗热毒壅遏于肌表的各种皮肤病。曲池穴治疗皮肤病常配伍血海，究其原因，皮肤病多与风邪相关，所谓"治风先治血，血行风自灭"。取血海活血化瘀，配曲池以散风止痒，二穴共用，祛风活血，对于风疹、湿疹、丹毒、疔疮和皮肤干燥等皮肤病均有良好的疗效。

五、臂臑

（一）基础知识

【穴名释义】臑，指上臂。穴位于上臂部。

【定位】在臂部，曲池上 7 寸，三角肌前缘处。

【主治】①肩臂疼痛不遂，颈项拘挛；②瘰疬；③目疾。

【操作】直刺或向上斜刺 0.8 ~ 1.5 寸；可灸。

【古代文献摘录】

《百症赋》：五里臂臑，生疬疮而能治。

（二）验案举隅

贺普仁医案

张某，男，7 岁。

主诉：视力减退 3 年。

病史：5 岁时在幼儿园体检时发现视力差，去同仁医院诊为"弱视"，测左右眼视力分别为 0.2、0.3，配眼镜度数 100 多度。去年多次查视力下降为 0.2，眼镜度数升至 300 多度。望诊、切诊：舌淡，苔白，脉沉滑。

诊断：弱视。

辨证：血虚，目窍失养。

分析：气血不足，加之平素用眼过度，目窍失养。

治则：养血明目。

处方：肝俞、臂臑、养老，毫针刺。

经治疗 1 个月后，视力已明显增长。

——《中国百年百名中医临床家丛书·贺普仁》

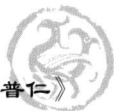

【按语】

贺普仁在临床中常用臂臑治疗眼疾，认为刺之可以疏通经气，流畅气血，眼目得养而清亮。贺老常将其运用于近视、色弱、视神经萎缩等病的治疗，取得满意的疗效。弱视多与先天不足有关，故本案中选用肝俞以补益肝血；养老亦可用于治疗目视不明之虚证。用此二穴补益虚损而加强明目之功。

六、肩髃（大肠经、阳跷脉之交会穴）

（一）基础知识

【穴名释义】髃为髃骨，肩端之骨。穴位于肩端部肩峰与肱骨大结节之间。

【定位】在三角肌区，肩峰外侧缘前端与肱骨大结节两骨间凹陷中。屈臂外展，肩峰外侧缘呈现前后两个凹陷，前下方的凹陷即是本穴。

【主治】①肩臂挛痛，上肢不遂，手臂挛急；②瘾疹，瘰疬。

【操作】直刺或向下斜刺0.8～1.5寸。可灸。肩周炎宜向肩关节直刺，上肢不遂宜向三角肌方向斜刺。

郑魁山操作法经验：如治疗肩关节疾患，取穴时应正坐举臂与肩平，因为这种姿势可以使肩峰前面的凹陷显露，进针至关节腔比较容易；若上臂不举，则肩关节闭合，进针就不能达到关节腔。若治疗其他疾患，也可以不举臂取穴。

【古代文献摘录】

《医宗金鉴》：肩髃主治瘫痪疾，手挛肩肿效非常。

《胜玉歌》：两手酸疼难执物，曲池合谷共肩髃。

（二）验案举隅

甄权医案

唐库狄钦，若患风痹，手臂不得伸引，诸医莫能愈。甄权针肩髃二穴，令将弓箭向垛射之如故。

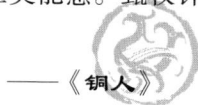

——《铜人》

【按语】

肩髃位于肩关节上，为治疗上肢痛、麻、凉、瘫诸症之要穴，可以疏经活络、祛风寒、止痹痛，故取之立验。

七、迎香（大肠经、胃经之交会穴）

（一）基础知识

【穴名释义】穴位于鼻旁，可治鼻塞不闻香臭。

【定位】在面部，鼻翼外缘中点旁，鼻唇沟中。

【主治】①鼻塞，鼽衄；②口歪；③胆道蛔虫症。

【操作】略向内上方斜刺或平刺 0.3～0.5 寸。不宜灸。

【古代文献摘录】

《医宗金鉴》：迎香主刺鼻失臭，兼刺面痒若虫行，先补后泻三分刺，此穴须知禁火攻。

（二）靳瑞经验

靳瑞为广州中医药大学教授，当代著名针灸家，开创了"靳三针"疗法，在国际针灸界享有盛誉。所谓"靳三针"是指每次取三处穴位治疗疾病，这种配穴方法实用、简单、易学。

鼻三针：迎香（从上向下平刺）、上迎香（从上向下斜刺）、印堂（向鼻翼方向斜刺），治疗过敏性鼻炎。过敏性鼻炎又称变态反应性鼻炎，是由多种特异性致敏原引起的鼻黏膜变态反应性疾病，临床症状为发作性鼻痒、流清涕、打喷嚏。

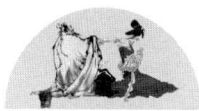

第三章　足阳明胃经腧穴

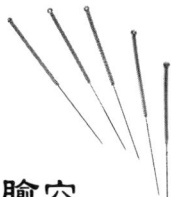

一、承泣（胃经、阳跷、任脉之交会穴）

（一）基础知识

【穴名释义】承，承受；泣，眼泪。穴在瞳孔之下，泣时泪下，穴处承受之。

【定位】在面部，目正视，瞳孔直下，眼球与眶下缘之间。

【主治】①眼睑眴动，目赤肿痛，夜盲，迎风流泪等目疾；②口眼歪斜，面肌痉挛。

【操作】嘱患者闭目，术者用押手向上轻推固定眼球，刺手持针紧靠眶下缘缓慢直刺 0.5～1 寸，不宜施提插、捻转等手法，以防刺破血管引起血肿。出针时应用消毒干棉球稍加按压，以防出血。禁灸。

（二）验案举隅

李世珍医案

崔某，男，75岁，1969年4月30日初诊。

主诉：左眼红肿热痛已10余天。

现证：左侧眼球充血，红肿热痛，痛痒交作，流泪，多眵，羞明怕热，视物不清。

辨证：天行赤眼（热盛）。

治则：清热凉血解毒。

取穴：针泻左承泣，点刺左太阳穴出血。

效果：2诊后左眼红肿灼热已愈，不流泪，痒轻眵少。4诊后痊愈。

——《常用腧穴临床发挥》

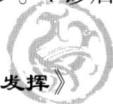

【医家简介】

李世珍，1927年生，河南省南阳县人。早年随父学习中医，1953年结业于卫生部针灸师资班。多年来一直从事针灸教学、临床工作。他根据自己的实践经验，总结出整体治疗、辨证选穴、同病异治、异病同治、治病求本的法则，收到了较好的临床效果。其主要著作有《常用腧穴临床发挥》等。

【按语】

此病例为急性传染性结膜炎，俗称红眼病，中医病名为天行赤眼。其症状为突发性白睛红赤，畏光流泪，痛痒交作。病机为风热毒邪、时行疠气侵袭于目。

承泣穴位于目下，可以疏调眼部之气血，可以疏风清热治疗风热上攻之目赤肿痛，配太阳穴放血以泻除眼部之热毒邪气。

二、四白

（一）基础知识

【穴名释义】四，四方广阔之意；白，明也，光明之意。穴在目下，针之可以使视力恢复，看四方广阔之地，皆光明洁白。

【定位】在面部，目正视，瞳孔直下，眶下孔处。

【主治】①目赤肿痛、目翳、眼睑䀮动、迎风流泪等目疾；②口眼歪斜，面痛，面肌痉挛；③头痛，眩晕；④胆道蛔虫症。

【操作】直刺或微向外上斜刺 0.3 ~ 0.5 寸。不宜灸。

（二）验案举隅

田从豁医案

夏某，男，4 岁。1984 年 2 月 18 日初诊。

主诉：左眼内斜视 2 年。

现病史：2 年前家人偶然发现其左眼斜视，前来就诊。刻下症：左眼内斜 15 度，余正常。既往史：患者出生后 45 天因肢体抽动就诊，经医院检查，诊断为"钙缺乏症"。经补钙治疗后，症状缓解，未再发作。

中医诊断：斜视（风邪上扰）。

西医诊断：左眼轻度内斜视。

治则：补益先天，疏通经络。

处方：梅花针叩刺局部，针刺风池、四白。

治疗经过：治疗 12 次后，再次检查，左眼内斜 10 度，继续治疗 20 次，巩固疗效。

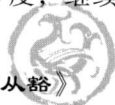

——《中国百年百名中医临床家丛书·田从豁》

【按语】

斜视，中医名之为"风牵偏视"，其病机为目之精气虚损，而受风邪所射也。治以散风明目。

四白穴位于目下，可以疏通眼部之气血，治疗目疾。斜视中医认为与风邪相关，取风池穴可以清头目之风。梅花针局部叩刺，可以疏通眼部之经络。

三、地仓

（一）基础知识

【穴名释义】 地，地格；仓，藏谷处。古人面分三庭，鼻以上为上庭，鼻为中庭，鼻以下为下庭。上、中、下三庭分别合于天格、人格、地格。穴在鼻下口角旁，即地格处。口以入谷，故谓仓。

【定位】 在面部，目正视，瞳孔直下，口角旁开 0.4 寸。

【主治】 ①口角歪斜，流涎；②面痛，齿痛。

【操作】 斜刺或平刺 0.5～0.8 寸。可向颊车穴透刺。可灸。

【古代文献摘录】

《医宗金鉴》：口眼㖞斜灸地仓，颊肿唇弛牙噤强，失音不语目不闭，眴动视物目晄晄。

《百症赋》：颊车地仓穴，正口㖞于片时。

《玉龙歌》：口眼㖞斜最可嗟，地仓妙穴连颊车，㖞左泻右依师正，㖞右泻左莫令斜。

《灵光赋》：地仓能止两流涎。

《肘后歌》：狐惑伤寒满口疮，须下黄连犀角汤，虫在脏腑食肌肉，须要神针刺地仓。

（二）验案举隅

罗天益医案

太尉忠武史公年六十八岁，于至元戊辰十月初，侍国师于圣安寺丈室中。煤炭火一炉在左边，遂觉面热，左颊微有汗。师及左右诸人皆出，因左颊疏缓，被风寒客之，右颊急，口喎于右。脉得浮紧，按之洪缓。

予举医学提举忽君吉甫专科针灸，先于左颊上灸地仓穴一七壮，次灸颊车穴二七壮，后于右颊上热手熨之。议以升麻汤加防风、秦艽、白芷、桂枝，发散风寒，数服而愈。

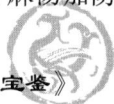

——《卫生宝鉴》

【医家简介】

罗天益（1220—1290），字谦甫，元代真定（今河北正定）人。为李东垣入室弟子，尽得其真传，又曾学习针术于窦汉卿。著有《卫生宝鉴》一书。

罗天益认为元气是人的健康之本，临证之时重视脾胃元气的调养，并善用灸法以壮脾温胃。他根据《内经》"血实者宜决之"理论，对于阳热病证，在针刺时采取开泄之法治疗。《卫生宝鉴》中涉及的针灸医案，绝大多数综合使用针药或灸药的疗法，体现了罗氏针灸药并用的学术思想。

【按语】

地仓穴位于口角旁，可以疏散面口之风邪，是治疗口喎之重点穴。此案得之于风寒之邪，故用灸法驱散风寒，通经活络。配颊车穴以疏解面颊之风邪。

四、颊车

（一）基础知识

【穴名释义】下颌角古称颊车骨，穴在下颌角前上方，故名。

【定位】在面部，下颌角前上方一横指（中指）。咀嚼时咬肌隆起处。

【主治】①口角歪斜，面肌痉挛；②齿痛，口噤不开，颊肿。

【操作】直刺0.3～0.5寸，或平刺1～1.5寸；可向地仓穴透刺。可灸。

【古代文献摘录】

《甲乙经》：颊肿，口急，颊车骨痛，齿不可以嚼，颊车主之。

《医宗金鉴》：颊车落颊风自痊。

《百症赋》：颊车地仓穴，正口喝于片时。

《玉龙歌》：口眼喝斜最可嗟，地仓妙穴连颊车，喝左泻右依师正，喝右泻左莫令斜。

《胜玉歌》：泻却人中及颊车，治疗中风口吐沫。

《针灸大成》：中风口噤不开：颊车、人中、百会、承浆、合谷。

（二）验案举隅

贺普仁医案

李某，男，65岁。

牙痛1天。

昨日开始左上侧牙痛，疼痛隐隐，时作时息。患者恐惧拔牙而不愿到口腔科就诊，而要求针灸止痛。望诊：舌红，少苔。切诊：脉弦细。

辨证：肾阴不足，虚火上炎。

治则：滋阴补肾，通络止痛。

取穴：患侧颊车（泻法），双侧合谷（泻法）、太溪（补法）。留针 30 分钟。

针刺后，疼痛有所减轻，共治疗两次，牙痛消失。

——《中国百年百名中医临床家丛书·贺普仁》

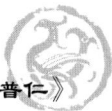

【按语】

牙痛为口腔疾患中常见的症状，是指各种原因引起的牙齿疼痛。针灸治疗本病常收满意效果。

足阳明经循行经过上齿，颊车穴为足阳明经穴，本穴又位于面颊，内应于齿，亦为局部取穴，取之可以通足阳明经络而止痛。手阳明经入于下齿，取手阳明之合谷穴，可以疏通手阳明经络，治疗牙痛。颊车、合谷为临床治疗牙痛之常用配穴，此二穴相配，为手足阳明相配，同时又是局部与远端相配。本案的牙痛为肾阴不足，虚火上炎于齿所致。太溪穴为足少阴肾经之原穴，取之滋阴益肾，扶正以祛邪。

五、下关（胃经、胆经之交会穴）

（一）基础知识

【穴名释义】 关，机关、关节。穴在下颌关节前牙关处，故名下关。

【定位】 在面部，颧弓下缘中央与下颌切迹之间凹陷中。

【主治】①下颌关节痛，面痛，齿痛；②口眼歪斜；③耳聋，耳鸣，聤耳。

【操作】直刺 0.5～1.2 寸，留针时不宜做大幅度的张口动作，以免弯针、折针。可灸。

【古代文献摘录】

《图翼》：耳鸣耳聋，痛痒出脓。

《铜人》：牙车脱臼。

（二）验案举隅

肖少卿医案

张某，女，41 岁。1980 年 2 月 11 日诊。

患牙痛已 3 天，疼痛剧烈，经服索密痛、扑热息痛等药均未见效。检查：右侧上列白齿患"齿根骨膜炎"，其痛为持续性，敲打牙齿时，疼痛更加剧烈，伴有口臭、口渴、便秘、苔黄、脉洪数。

辨证：阳明郁热，火邪上炎。

治则：消火止痛，通腑泄热。

取穴：合谷、颊车、下关、天枢、内庭。针刺泻法，留针 20 分钟，每隔 5 分钟行针 1 次。

经针 1 次后牙痛随即停止，2 小时后大便已解，排出燥粪如栗样数枚。次日来诊云：昨日针后一夜未痛，今晨吃稀饭时又觉轻度疼痛，上穴再针 1 次，症状消失，而告痊愈。

——《中国针灸处方学》

【按语】

手足阳明经脉经过齿部，阳明热盛上扰于齿部，形成齿痛。故取手阳明经穴合谷，足阳明经穴颊车、下关，三穴共用可以疏通阳明经络，通络止痛。此案阳明火热较盛，故取足阳明胃经之荥穴内庭，加强清泻阳明郁热之功；伴有便秘，此为大肠腑气不通，取大肠募穴天枢以通腑泄热。

肖少卿经验之消火止痛方：合谷、颊车、下关、内庭。因手足阳明经脉入于齿中，方中取合谷清解手阳明之热，颊车、下关、内庭泄足阳明热邪。四穴合用，可以清火祛风止痛，治疗牙痛。

贺普仁医案

于某，女，31岁。

右侧面部疼痛3天，张口时颞下颌关节疼痛，咀嚼困难，张口时有弹响声。查：颞下颌关节紧，压痛明显，无红肿。望诊：舌淡红，苔薄白。切诊：脉弦。

辨证：风寒阻络，关节失利。

治则：散风通络。

取穴：患侧下关、颊车、耳门、合谷，平补平泻。

针刺1次后疼痛明显减轻，咀嚼略有困难。3次治愈。

——《中国百年百名中医临床家丛书·贺普仁》

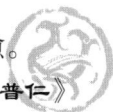

【按语】

下关为下颌关节所在，为足阳明经筋所结之处，可以治疗此处经筋病。下颌关节部经筋痉挛拘急，则会出现下颌关节疼痛、牙关紧闭等症状；故选取位于关节所在的下关、颊车、耳门，开关通络，配以远端的合谷穴，疏调手阳明经气以治疗齿病。

李世珍医案

韩某，女，34岁，1965年6月25日初诊。

主诉：九年来下颌关节经常脱位，近几年病情加重。

现病史：近几年来，下颌关节每因哈欠即易于脱臼，冬季一日脱臼十数次，夏季一日 3～6 次，左重于右。咀嚼无力，患野无压痛。每次脱臼后，患者均可自己用手复位。

辨证：此系寒邪所客，筋脉弛缓，关节不固之习惯性下颌关节脱位。

治则：温阳散寒，壮筋补虚。

治疗：初诊（25 日），针左下关、颊车，用先泻后补之法，针后用温灸器灸局部。2 诊（28 日），1 诊针后两天未脱臼，昨天晚上脱臼 5 次，治疗同上。3 诊（7 月 1 日），左侧下颌关节咀嚼有力，针补左下关、颊车，针后温灸器灸。4 诊（6 日），3 诊后至今未脱位，咀嚼有力，打哈欠已不脱臼，治疗同上。5 诊（26 日），巩固疗效，治疗同上。

随访：治愈未复发。

——《常用腧穴临床发挥》

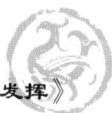

【按语】

此例下颌关节脱位亦为关节处的经筋病，但与前案不同，属于经筋迟缓之疾。下关、颊车通利关节，取灸法以温阳益气，补虚壮筋。

六、头维（胃经、胆经、阳维脉之交会穴）

（一）基础知识

【穴名释义】头，头部。维，维系，维护。谓穴居头之隅角，是维系头冠之处，并可维护头部及四肢之阳气也。

【定位】在头部，额角发际直上 0.5 寸，头正中线旁 4.5 寸。

【**主治**】①头痛，眩晕；②目痛，迎风流泪，眼睑眴动，视物不明。

【**操作**】平刺0.5~1寸。不宜灸。

【**古代文献摘录**】

《医宗金鉴》：头维主刺头风疼，目痛如脱泪不明，禁灸随皮三分刺，兼刺攒竹更有功。

《百症赋》：泪出刺临泣头维之处。

《玉龙歌》：若是眼昏皆可治，更针头维即安康。

《甲乙经》：寒热，头痛如破，目痛如脱。

（二）验案举隅

承淡安医案

淡安治宜兴吕鹤生君头前顶额痛半年余，常用毛巾紧束之稍安，为灸囟会、上星、头维三穴，痛立止。乃嘱其用艾隔姜片日灸上穴各一壮，以防复发而善其后。患者未来复诊，想必愈矣。

——《承淡安针灸师承录》

【**按语**】

患者头前顶及额部疼痛，故取督脉之囟会、上星及足阳明之头维，以散风通络止痛。用灸法治疗可以驱风散寒，通经止痛。

七、天枢（大肠之募穴）

（一）基础知识

【**穴名释义**】枢，枢纽。脐上应于天，脐下应于地。穴在脐旁，为上下腹之分界，内通于中焦，可以斡旋上下，职司升降。

【定位】在腹部，横平脐中，前正中线旁开 2 寸。

【主治】①腹痛、腹胀、肠鸣泄泻、便秘、痢疾等胃肠病；②月经不调，痛经。

【操作】直刺 0.8～1.2 寸。可灸。《千金》：孕妇不可灸。

【古代文献摘录】

《医宗金鉴》：天枢主灸脾胃伤，脾泻痢疾甚相当，兼灸鼓胀癥瘕病，艾火多加病必康。

《甲乙经》：腹胀肠鸣，气上冲胸，不能久立，腹中痛濯濯。冬月重感于寒则泄，当脐而痛，肠胃间游气切痛，食不化，不嗜食，身肿，夏脐急，天枢主之。

《胜玉歌》：肠鸣大便时泄泻，脐旁两寸灸天枢。

《玉龙歌》：脾泻之症别无他，天枢二穴刺休差，此是五脏脾虚疾，艾火多添病不加。

《百症赋》：月潮违限，天枢水泉细详。

《针灸大成》：妇人女子癥瘕，血结成块，漏下赤白，月事不时。

（二）验案举隅

承淡安医案

余治一邻家鞋店内之子，三岁，患呕吐泄泻已半月余，面青眼泛，鼻出冷气，四肢厥逆，脉细无神，断为不治。给予艾绒一大团，用墨在小儿脐上点关元、天枢三处，嘱其用艾灸而去。翌晨复来，面有神采。其母谓灸后即四肢温暖，呕吐泄泻俱止，欲吮乳矣。惟灸处溃烂，为敷玉红膏，并出一方以与之调理善后。

——《承淡安针灸师承录》

【按语】

天枢位于脐旁，为中下腹之分界，可以疏理中焦，升清降浊。此案呕吐泄泻已半月，为中焦气机逆乱，用天枢穴可以健脾止泻、和胃降逆。面青眼泛，鼻出冷气，四肢厥逆，脉细无神示患者已有元气脱失，故艾灸关元穴回阳固脱。

贺普仁医案

刘某，女，44 岁。

主诉：左侧面痛 3 年。

3 年前无明显诱因开始出现左侧面部疼痛，疼痛呈烧灼样、电击样窜痛，说话、刷牙等均可诱发疼痛发作。诊断为"三叉神经痛"。纳差，夜寐不安，小便可，大便干，面部扳机点明显。望诊：面色萎黄，舌淡，苔薄白。切诊：脉沉细。

辨证：脾胃虚弱，阳明壅滞。

治则：调和肠胃，清利阳明。

取穴：天枢、面部扳机点。

刺法：天枢毫针刺法，补法。面部扳机点用细火针点刺，不留针。

隔日治疗 1 次。2 诊后，疼痛程度有所减轻。4 诊后发作次数明显减少。治疗 15 次后，疼痛消失。

——《中国百年百名中医临床家丛书·贺普仁》

【按语】

足阳明胃经行于面部，天枢可以治疗面部的病症。贺普仁经验：用天枢穴配合面部扳机点治疗脾胃不足、邪滞阳明的面痛。

八、伏兔

（一）基础知识

【穴名释义】穴在腹直肌肌腹中，其处肌肉隆起，如俯卧之兔。

【定位】在股前区，髌底上6寸，髂前上棘与髌底外侧端的连线上。

【主治】①下肢痿痹，腰痛膝冷；②疝气，脚气。

【操作】直刺1~2寸。可灸。

【古代文献摘录】

《医宗金鉴》：伏兔主刺腿膝冷，兼刺脚气痛痹风，若逢穴处生疮疖，说与医人莫用功。

《铜人》：治风劳气逆，膝冷不得温。

（二）验案举隅

贺普仁医案

刘某，女，35岁。

右腿疼痛1周。

1周前无明显原因出现右腿疼，向足部窜走，咳嗽、用力及变换姿势时疼痛加重，重则抬腿困难，行走吃力，伴有腰部酸困、无力、怕凉，纳可，便调，夜寐安。在外院诊断为"腰部骨质增生""坐骨神经痛"，经服活血止痛类的中成药，未见明显效果。望诊：舌暗红，苔薄白。切诊：脉沉细。

辨证：肾气不足，气血郁滞。

治则：补益肾气，行气活血。

取穴：伏兔、肾俞。

刺法：伏兔跪刺，留针20分钟。起针后，俯卧刺肾俞穴，并加艾盒灸。

起针后，自觉腰腿轻松。治疗5次，疼痛消失。

——《中国百年百名中医临床家丛书·贺普仁》

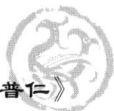

【按语】

伏兔穴位于股部，为足阳明经穴，阳明多气多血，本穴擅长行气活血、通经活络，治疗血脉痹阻不通，经络运行受阻之下肢痿痹诸症。贺老运用伏兔穴的经验是其独特的取穴体位。伏兔跪姿取穴，可以使股四头肌隆起，有利于准确定位取穴，操作时容易得气。《针灸大成》曰："动物中卧伏牢固者，莫过于兔。人当跪坐之时，则腿足之气，冲至两膝以上，则两腿股直股肉绷急，推捏不动，犹兔之牢伏也。"

九、阴市

（一）基础知识

【穴名释义】穴为阴气聚集之处，主治寒凝腰膝如冰之疾。

【定位】在股前区，髌底上3寸，股直肌肌腱外侧缘。

【主治】①下肢痿痹，膝关节屈伸不利；②疝气；③腹胀，腹痛。

【操作】直刺1~1.5寸。可灸。

【古代文献摘录】

《医宗金鉴》：阴市主治痿不仁，腰膝寒如注水浸，兼刺两足拘挛痹，寒疝少腹痛难禁。

《玉龙赋》：风市、阴市，驱腿脚之乏力。

《玉龙歌》：膝腿无力身立难，原因风湿致伤残，倘知二市穴能灸，步履悠然渐自安。

《胜玉歌》：腿股转酸难移步，妙穴说与后人知。环跳风市及阴市，泻却金针病自除。

《席弘赋》：心痛手颤少海间，若要除根觅阴市。

（二）验案举隅

杨继洲医案

癸酉秋，大理李义河翁，患两腿痛十余载，诸药不能奏效。相公推予治之，诊其脉滑浮，风湿入于筋骨，岂药力能愈，须针可痊。即取风市、阴市等穴针之。官至工部尚书，病不发。

——《针灸大成》

【医家简介】

杨继洲（约1522—1620），字济时，明代著名针灸医家。年幼时专心读书，热衷科举考试，后来又弃儒业医。一生行医40多年，临床经验丰富，尤其对针灸精通。

杨氏在家传的《卫生针灸玄机秘要》的基础上，又辑录了其他经典著作中的针灸内容，著成了蜚声针坛的医学名著——《针灸大成》。该书总结了明代以前针灸学的重要成果，标志着中国古代针灸学已经发展到了相当成熟的地步。

【按语】

此案为风湿痹阻于下肢，取阴市、风市，二穴相配善祛风胜湿、散寒止痛，可治下肢风寒湿痹痛。《玉龙歌》云："膝腿无力身立难，原因风湿致伤残，倘知二市穴能灸，步履悠然渐自安。"表明二穴主治风湿客于下肢的疾患。

十、足三里（合穴，胃之下合穴）

（一）基础知识

【穴名释义】位于犊鼻下 3 寸。

【定位】在小腿外侧，犊鼻下 3 寸，胫骨前嵴外 1 横指处，犊鼻与解溪连线上。

【主治】①胃痛、呕吐、噎膈、腹胀、腹泻、消化不良、疳积、痢疾、便秘等胃肠诸疾；②下肢痿痹；③中风，心悸，高血压，癫狂；④乳痈；⑤虚劳诸症。本穴为强壮保健要穴。

【操作】直刺 1~2 寸。可灸。强壮保健用，多用灸法。

【古代文献摘录】

《针灸大全·马丹阳天星十二穴治杂病歌》：三里膝眼下，三寸两筋间，能通心腹胀，善治胃中寒，肠鸣并腹泻，腿肿膝胻酸，伤寒羸瘦损，气蛊及诸般，年过三旬后，针灸眼变宽，取穴当审的，八分三壮安。

《医宗金鉴》：足三里治风湿中，诸虚耳聋上牙疼，噎膈鼓胀水肿喘，寒湿脚气及痹风。

《席弘赋》：治气上壅足三里。虚喘须寻三里中。手足上下针三里，食癖气块凭此取。耳内蝉鸣腰欲折，膝下明存三里穴，若能补泻五会间，且莫向人容易说。

《玉龙歌》：肝家血少目昏花，宜补肝俞力便加，更把三里频泻动，还光益血自无差。寒湿脚气不可熬，先针三里及阴交，再将绝骨穴兼刺，肿痛登时立见消。忽然气喘攻胸膈，三里泻多须用心。

《针灸大全》：肚腹三里留。

《玉龙赋》：欲调饱满之气逆，三里可胜。

《胜玉歌》：两膝无端肿如斗，膝眼三里艾当施。

《通玄指要赋》：三里却五劳之羸瘦。

《针灸大成》：未中风时，一两月前或三四个月前，不时足胫上发酸、重麻，良久方解，此乃中风之候也，便宜急灸三里、绝骨四处各三壮。

《医说》：若要安，三里莫要干。患风疾人，宜灸三里者，五脏六腑之沟渠也，常欲宣通，则无风痰。

（二）验案举隅

罗天益医案

至元己亥，廉台王千户年四十有五，领兵镇涟水。此地卑湿，因劳役过度，饮食失节至秋深，疟痢并作，月余不愈。饮食全减，形容羸瘦，乘马轿以归。时已仲冬，求予治之，具陈其由。诊得脉弦细而微如蛛丝，身体沉重，手足寒逆，时复麻痹，皮肤痂疥，如疠风之状无力以动。心腹痞满，呕逆不止，此皆寒湿为病。久淹，真气衰弱，形气不足，病气亦不足，阴阳皆不足也。

针经云：阴阳皆虚，针所不为，灸之所宜。内经曰：损者益之，劳者温之。十剂云：补可去弱。先以理中汤加附子，温养脾胃，散寒湿。涩可去脱，养脏汤加附子，固胃，止泻痢。仍灸诸穴以并除之。经云：府会太仓，即中脘也，先灸五七壮，以温脾胃之气，美饮食。次灸气海百壮，生发元气，滋荣百脉，充实肌肉。复灸足三里，胃之合也，三七引气下交阴分，亦助胃气。后灸阳辅二七壮，接续阳气，令足胫温暖，散清湿之邪。迨月余，气去，渐平复。今累迁侍卫亲军都指挥使。精神不减壮年。

——《卫生宝鉴》

42

【按语】

此患者脉细微、心腹痞满、泻痢均示其久病及脏，脾肾两脏阳气虚衰。而其久居湿地，身体沉重，手足寒逆，时复麻痹又示其湿邪困表，经亦受邪。故此证属经腑经络表里同病。里证为急，故先用汤药救其里。用药当先补脾胃，然后才可固脱，因为脾肾阳气得复，固涩才能止其痢。而后才灸诸穴以散其在脏在经之寒湿。

足三里、气海、中脘穴是罗天益创始的灸补脾胃方。足三里为胃之合穴，是治疗脾胃疾患之要穴。中脘为胃之募穴，配足三里为募合配穴，可补胃气、益脾气。气海为先天元气之海，灸之可以固本培元，补益先天以助后天。灸补脾胃方善治一切脾胃虚寒之证。

十一、上巨虚（大肠之下合穴）

（一）基础知识

【穴名释义】巨虚，巨大的空虚之处。穴在胫骨、腓骨之间的巨大空隙处，故名。又名巨虚上廉。

【定位】在小腿外侧，犊鼻下 6 寸，犊鼻与解溪连线上。

【主治】①肠鸣、腹痛、腹泻、便秘、肠痈等肠胃疾患；②下肢痿痹。

【操作】直刺 1～2 寸。可灸。

（二）验案举隅

田从豁医案

周某，女，20 岁，1984 年 2 月 7 日初诊。

主诉：大便干结 4 年。

现病史：患者从 4 年前开始大便干结，5～7 天一行，腹胀，大便排出费力，口干口臭，心烦，小便短赤。检查：乙状结肠无条索状物，肝脾未触及。舌红，苔黄燥，脉滑数。

中医诊断：便秘（肠胃积热）。

西医诊断：功能性便秘。

治则：泄热导滞，润肠通便。

处方：天枢、中脘、上巨虚、合谷、内庭，用泻法。

治疗经过：每周治疗 3 次，治疗 10 次患者大便基本正常，随访 1 年未复发。

——《中国百年百名中医临床家丛书·田从豁》

【医家简介】

田从豁，1930 年生，河北省滦南县人，当代针灸学专家，中国中医科学院著名中医药专家，学术经验传承博士后合作导师。1951 年毕业于中国医科大学，1952 年到中央卫生部针灸疗法实验所，拜朱琏、高凤桐为师，开始系统学习针灸。10 年间，白天跟随老师出诊，晚上坚持学习中医和针灸的基础知识，总结白天的医案，反复思考揣摩，打下了扎实的基本功，后在中国中医研究院广安门医院从事临床、教学、科研工作。

在针灸治疗中强调辨证施治，注重理、法、方、穴、术，主张当针则针、当药则药、针药并用以及中西医结合治疗。对于灸法及穴位贴敷有着深入的研究。

【按语】

天枢为大肠募穴，上巨虚为大肠下合穴，二穴均可治疗大肠腑病，募合配穴以通降肠腑。中脘为胃募、腑会，大肠小肠皆属于胃，胃肠功能密切相关，胃气通降有利于通降肠腑。合谷、内庭共用，以泻阳明热邪。

十二、条口

（一）基础知识

【穴名释义】条，长条之形。穴在胫骨、腓骨之间的间隙中，穴处肌肉凹陷如条口形状。

【定位】在小腿外侧，犊鼻下8寸，犊鼻与解溪连线上。

【主治】①下肢痿痹，转筋；②肩臂痛不能举；③脘腹疼痛。

【操作】直刺1~1.5寸。可灸。

（二）验案举隅

贺普仁医案

肖某，女47岁。

自述右肩疼痛已4个月之久，阴天及夜间疼痛加重，不能抬举，臂外展、后伸尤为困难。右手拇食二指有时发胀而痛，伸屈尚可，不红不肿。曾在某医院进行针灸及烤电等治疗，症未显著减轻。食纳尚可，二便调。月经正常。舌尖红，苔白略腻，脉细弦。

辨证：体质素虚，卫外不固，感受风寒湿之邪，稽留经络关节之中，阻滞气血运行，以致肩臂作痛，抬举困难。

治则：先补后泻，在补正气的基础上，祛除风寒湿三邪，以达到通经活络，宣通气血之目的。

取穴：条口、压痛点（阿是穴）。

刺法：条口，深刺，不留针。压痛点，火针点刺。

针 3 次后症稍减轻，经几十次治疗，约 3 个月，终告痊愈。

——《中国百年百名中医临床家丛书·贺普仁》

【按语】

肩关节周围炎，由于风寒为本病的主要诱因，中医称之为"漏肩风"。本病多发于五十多岁的人，又称"五十肩"。主要症状为肩部固定疼痛、活动受限。

对于肩周炎的病机，历来重视外邪；而贺老认为，此病的病机首先是正气虚弱，外邪才会乘虚而入。用条口穴可以鼓舞脾胃之气，濡养筋骨，通利关节。阿是穴采用火针点刺，此处体现了贺氏三通法之"温通法"。贺氏"温通法"包括火针和艾灸。火针借助于火力，可以温阳散寒，宣痹止痛。

十三、下巨虚（小肠之下合穴）

（一）基础知识

【穴名释义】巨虚，巨大的空虚之处。穴在胫骨、腓骨之间的巨大空隙处，位于上巨虚之下。

【定位】在小腿外侧，犊鼻下 9 寸，犊鼻与解溪连线上。

【主治】①腹泻，痢疾，小腹痛；②下肢痿痹；③乳痈。

【操作】直刺 1~1.5 寸。可灸。

（二）验案举隅

田从豁医案

唐某，男，26岁。

主诉：腹部绞痛1天。

现病史：患者在头天晚上6～7点与朋友一起上街吃烤羊肉串和烤羊板筋10余串，约0.5千克，当时没有喝任何饮料，回家后约在夜间12点，突然感到腹痛如绞，腹胀难忍，恶心欲吐无物。急诊经X光拍片，小肠中段梗阻，诊为"机械性肠梗阻"。立即入院观察，经引流、胃肠减压、洗肠等治疗措施，至次日白天仍无排气现象，腹胀腹痛明显，烦躁不安，每4小时注射杜冷丁1次，稍能使疼痛减轻。当晚10时25分，因患者腹痛难忍，其父母请田老进行针灸治疗。同时外科已做好手术准备。检查：患者腹胀如鼓，不断呻吟，触诊叩诊时病人大声叫喊腹痛。

当时用雷火灸法，在天枢、外陵、下巨虚施灸，患者精神渐趋安定，腹痛缓解，不再呻吟，呈昏昏入睡状。次日上午再到病房诊治时，患者自述自灸后一直没有腹痛，睡眠甚好，晨起灌肠时排出部分粪便。当时再次在上述穴位上施用雷火灸法，到下午自动排便1次，故免去了手术治疗，休息两天痊愈出院。

——《中国百年百名中医临床家丛书·田从豁》

【按语】

患者因暴饮暴食，大量肉食积滞于肠腑，腑气不通，而现腹痛、腹胀，治宜消积导滞、通腑降浊。运用大肠募穴天枢、小肠下合穴下巨虚，配以胃经之外陵穴，共同调理肠腑气机。

雷火灸：实按灸的一种，将点燃的药艾条隔布或隔数层棉纸实按在穴位上，使热气透入皮肉深部，火灭热减后重新点火按灸。

药艾条的成分：纯净细软的艾绒 125g，沉香、乳香、羌活、干姜、穿山甲各 9g，麝香少许。本案采用雷火灸，可使药力与热力渗透，加强刺激，使脐气得行，腹痛即缓。

十四、丰隆（络穴）

（一）基础知识

【穴名释义】丰，丰满。隆，隆起。该穴处肌肉丰满而隆起。

【定位】小腿外侧，外踝尖上 8 寸，胫骨前肌外缘；条口旁开 1 寸。

【主治】①头痛，眩晕，癫狂，痫证；②咳嗽，痰多，哮喘；③下肢痿痹。

【操作】直刺 1~1.5 寸。可灸。

【古代文献摘录】

《针灸大成·脾主胃客》：脾经为病舌本强，呕吐胃翻疼腹脏，阴气上冲噫难瘳，体重不摇心事妄，疟生振栗兼体羸，秘结疸黄手执杖，股膝内肿厥而疼，太白丰隆取为尚。

《肘后歌》：哮喘发来寝不得，丰隆刺入三分深。

《玉龙歌》：痰多宜向丰隆寻。

（二）验案举隅

承淡安医案

淡安治苏城饮马桥吕某，面黄肿，不咳而痰多，肌肉间不时疼痛，此痛彼止，痛无定处。咯痰多则痛减，少则痛甚。经西医服药注射，无甚效果。来寓诊，按脉濡细，苔白滑。

湿痰流走筋肉也。为针脾俞、中脘、关元、丰隆并灸之。以后日灸一次，五日而大效，连灸半月而痊愈。

——《承淡安针灸师承录》

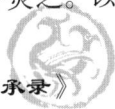

【按语】

丰隆为治痰之要穴，既可涤有形之痰，又可除无形之痰，善治湿痰流注关节、筋肉的疾患。此患者发病与痰相关，为风痰流注肌肉之间，用丰隆健脾化痰；患者脾虚较甚，故取脾俞、中脘、关元以扶助正气。

十五、解溪（经穴）

（一）基础知识

【穴名释义】穴在足腕，正当系解鞋带之处；穴位处于两筋之间，其处凹陷如溪谷状。

【定位】在踝区，踝关节前面中央凹陷中，踇长伸肌腱与趾长伸肌腱之间。

【主治】①下肢痿痹，足背肿痛，踝关节病；②头痛，眩晕，癫狂；③腹胀，便秘。

【操作】直刺0.5~1寸。可灸。

【古代文献摘录】

《医宗金鉴》：解溪主治风水气，面腹足肿喘嗽频，气逆发噎头风眩，悲泣癫狂悖与惊。

（二）验案举隅

李世珍医案

张某，男，17 岁。1971 年 8 月 21 日初诊。

主诉：患头痛 3 年之久。

现病史：3 年来，经常前额及两颞部困痛，夏天中午或感热时头痛更剧。午休后头晕，前额懵痛发昏，两眼昏花。口苦口臭，咽干口渴，鼻干鼻塞，溲黄，脉象沉数。

辨证：依其脉证，系阳明头痛。

治则：清宣阳明郁热，通络止痛。

取穴：针泻解溪、太阳。

效果：1 诊后，头痛明显减轻，仍头晕，3 诊后头痛头晕治愈。

随访：1973 年 9 月 24 日，因患精神病前来针治，其父告知头痛在此针愈，至今未发。

——《常用腧穴临床发挥》

【按语】

此案为阳明郁热上扰于头部所致的阳明头痛。解溪为足阳明经经穴，五行属火，功擅治疗阳明热邪上扰之头痛目昏。本案中取解溪穴既可清泻阳明郁火，又能通络止痛。配太阳穴以泄热明目。

十六、内庭（荥穴）

（一）基础知识

【穴名释义】内，入也。庭，门庭。穴在两趾趾缝端，两趾如门，比喻穴在入门庭之处。

【定位】在足背，第2、3趾间，趾蹼缘后方赤白肉际处。

【主治】①齿痛，咽喉肿痛，鼻衄；②热病；③胃病吐酸，腹泻，痢疾，便秘；④足背肿痛。

【操作】直刺或斜刺0.5～0.8寸。可灸。

【古代文献摘录】

《针灸大全·马丹阳天星十二穴治杂病歌》：内庭次趾外，本属足阳明，能治四肢厥，喜静恶闻声，瘾疹咽喉痛，数欠及牙痛，疟疾不能食，针着便惺惺。

《玉龙歌》：小腹胀满气攻心，内庭二穴要先针。

（二）验案举隅

李世珍医案

张某，男，2岁，1968年元月3日初诊。

主诉（代述）：下肢发软2天。

现病史：3天来发烧咳嗽，腹胀食少，便秘溲黄，干呕。昨天发现两下肢痿躄。舌苔薄黄，唇红，脉象濡数。检查：神志清楚，体温38.8℃。右肺似有管型音。腹软，肝脾不大，下肢肌张力差，腱反射阴性。胸部透视肺野清晰，心膈正常。化验：白细胞11.4×10^9/L，淋巴细胞31％，单核细胞1％，中性粒细胞68％，血沉 9mm/h。内科诊断为 "小儿麻痹"，转针灸治疗。

辨证：病邪挟湿热，侵入肺胃，壅遏经络之痿证。

治则：清利湿热。

取穴：针泻内庭、合谷、阴陵泉。隔日针治 1 次。

效果：2 诊后下肢会触地行走数步；3 诊后两下肢行走好转；兼有症状明显减轻；5 诊痊愈。

——《常用腧穴临床发挥》

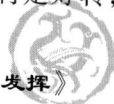

【按语】

内庭位于足背，又为足阳明胃经之荥穴，荥主身热，用于本案，既可泻阳明热邪，又能通行下肢之经络气血。配合谷穴清热通腑，阴陵泉健脾利湿。

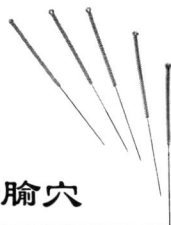

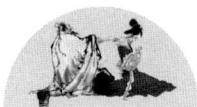

第四章 足太阴脾经腧穴

一、隐白（井穴）

（一）基础知识

【穴名释义】隐，隐藏。穴位于足大趾内侧赤白肉际处。

【定位】在足趾，大趾末节内侧，趾甲根角侧后方 0.1 寸。

【主治】①月经过多，崩漏；②便血、尿血等慢性出血；③昏厥，癫狂，多梦，惊风；④腹满，暴泄。

【操作】浅刺 0.1 寸；或用三棱针点刺出血。可灸。

【古代文献摘录】

《医宗金鉴》：隐白主治心脾痛。

《百症赋》：梦魇不安，厉兑相谐于隐白。

《杂病穴法歌》：尸厥百会一穴美，更针隐白效彰彰。

（二）验案举隅

贺普仁医案

汪某，46岁。

阴道出血半个月。

近半年来，患者月经周期不规律，此次月经来潮后，量多不止，1周后仍淋漓不断。开始时，经色暗，后转为淡红色，质稀。伴有乏力、心悸、头晕、失眠、面色萎黄。舌淡胖，苔薄白，脉沉细。西医诊断为"功能性子宫出血"。

辨证：崩漏，气不摄血。

取穴：取隐白穴，麦粒灸10壮，配合艾条悬灸关元，至皮肤潮红，约30分钟。

效果：灸治后，当日血量明显减少。再灸两次，血止。

——《中国百年百名中医临床家丛书·贺普仁》

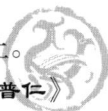

【按语】

妇女非经期间阴道大量流血，或持续下血，淋漓不断者，称为崩漏。其中来势较急，出血多者为崩；来势缓，出血少者为漏。本病相当于西医的功能性子宫出血。关于此病的病机，中医认为以下三种情况均可导致崩漏的发生：脾肾不足，统摄无权；肝气郁结化热，灼伤血络；瘀血阻滞于胞宫，导致血不循经。

此案为气虚所致的崩漏。隐白为足太阴脾经之井穴，可以健脾益气，升提清阳而止血。采用的刺灸法为麦粒灸，是直接灸的一种，将麦粒大小的艾柱直接放在皮肤上施灸。运用艾灸法可以加强温阳益气固摄之功。关元穴为人身元阴元阳交关之所，灸之可以固本培元，补益先天以助脾气。

二、公孙（络穴，八脉交会穴、通冲脉）

（一）基础知识

【穴名释义】公孙为黄帝轩辕之姓也。黄帝为五帝之一，位居中央。公孙为中央脾土之络，通于阳明胃土，亦处中央之地位，故名公孙。

【定位】在跖区，第1跖骨底的前下缘赤白肉际处。

【主治】①胃痛，呕吐，腹痛，腹胀，腹泻，痢疾；②心烦失眠，嗜卧。

【操作】直刺0.5~1寸。可灸。

【古代文献摘录】

《针灸大成·胃主脾客》：腹填心闷意凄怆，恶人恶火恶灯光，耳闻响动心中惕，鼻衄唇喎疟又伤，弃衣骤步身中热，痰多足痛与疮疡，气蛊胸腿疼难止，冲阳公孙一刺康。

《针灸聚英·八脉八穴治症歌》：九种心疼涎闷，结胸翻胃难停，酒食积聚胃肠鸣，水食气疾膈病。脐痛腹痛胁胀，肠风疟疾心疼，胎衣不下血迷心，泄泻公孙立应。

《医宗金鉴》：公孙主治痰壅膈，肠风下血积块疴，兼治妇人气蛊病，先补后泻自然瘥。

《胜玉歌》：脾心痛急寻公孙。

《席弘赋》：肚疼须是公孙妙。

《标幽赋》：脾冷胃疼，泻公孙而立愈。

（二）验案举隅

李世珍医案

葛某，男，40岁，1969年5月3日初诊。

主诉：小腹痛5天。

现病史：5天来，小腹呈阵发性刺痛、跳痛，并向上上冲至中脘穴处，痛不可忍，大汗淋漓，每隔5至10分钟剧痛1次，每次剧痛2～5分钟后自行缓解。饮食及二便正常。胃肠钡餐透视无异常发现。曾用中西药治疗无效。

辨证：气机阻滞，气逆上冲之腹痛。

治则：降逆和中止痛。

取穴：针泻公孙、足三里，每日针治1次。

效果：1诊后，每隔1小时隐痛1次，每次1～2分钟；2诊后腹痛治愈；3诊巩固疗效。

随访：1969年9月和1971年3月均告知在此针愈未发。

——《常用腧穴临床发挥》

【按语】

《难经》云："冲之为病，逆气而里急。"《脉经》中亦有"冲脉为病，苦少腹痛，上冲心"。此案为小腹阵发性疼痛，并向上逆，当属冲脉病。公孙穴为八脉交会穴，通于冲脉，取之平冲降逆，和中止痛。足三里为胃之下合穴，可以通降胃肠腑气，以下气降逆。

三、三阴交（脾经、肾经、肝经之交会穴）

（一）基础知识

【穴名释义】穴当足三阴经交会之处。

【定位】在小腿内侧，内踝尖上 3 寸，胫骨内侧缘后际。

【主治】①肠鸣、腹胀、腹泻等脾胃虚弱诸症；②月经不调、带下、崩漏、阴挺、经闭、痛经、不孕、滞产、遗精、阳痿、遗尿、疝气、小便不利等生殖泌尿系统疾患；③心悸，失眠，高血压；④下肢痿痹；⑤阴虚诸症；⑥湿疹，荨麻疹，神经性皮炎。

【操作】直刺 1～1.5 寸。可灸。孕妇禁针。

【古代文献摘录】

《医宗金鉴》：三阴交治痞满坚，痼冷疝气脚气缠，兼治不孕及难产，遗精带下淋漓瘥。

《胜玉歌》：阴交针入下胎衣。

《席弘赋》：若是七疝小腹痛，照海阴交曲泉针。

《席弘赋》：小肠气撮痛连脐，速泻阴交莫在迟。

《席弘赋》：冷嗽先宜补合谷，却须针泻三阴交。

《席弘赋》：咽喉最急先百会，太冲照海及阴交。

《玉龙歌》：寒湿脚气不可熬，先针三里及阴交，再将绝骨穴兼刺，肿痛登时立见消。

《玉龙歌》：水病之病最难熬，腹满虚胀不肯消，先灸水分并水道，后针三里及阴交。

（二）验案举隅

田从豁医案

王某，女，16 岁，1998 年 4 月 13 日初诊。

主诉：经期腹痛 3 年。

现病史：患者月经初潮年龄 13 岁。自第 2 次月经开始，每次月经均伴有腹痛。经前 1 天腹部坠胀，期间第 1 天，少腹部掣痛，不能上学。月经量少色淡，伴畏寒。月经周期 40 天左右，经期 7 天。现值月经第 3 天，腹痛已缓解，纳可眠安，二便正常。面色萎黄，舌尖红，苔白，脉弦细。

中医诊断：痛经（冲任虚寒）。

西医诊断：原发性痛经。

治则：温经散寒止痛。

处方：关元（加隔姜灸），三阴交。

治疗经过：因经期将过，腹痛已缓解，仅针 1 次。嘱其每次经前 1 周来诊，后患者坚持治疗 3 个月经周期，处方：关元（加隔姜灸）、气海、肓俞、三阴交、足三里。治疗后月经周期 30 天左右，经期腹痛基本消失，可正常学习。

——《中国百年百名中医临床家丛书·田从豁》

【按语】

三阴交为足三阴经交会，用之可以肝脾肾三脏同调，补脾以资气血生化之源，又可补肝血、益肾精，诸脏调和，气血充足，方能流注于冲任二脉，使月经恢复正常。关元为足三阴经与任脉交会，灸之可以补肾培元，散寒止痛。二穴相配常常用于虚寒型痛经。

肖少卿医案一

张某，27 岁，1979 年 8 月 24 日诊。

患者系初产妇，于昨日深夜临盆，腹痛阵作，翌日凌晨胞浆（羊水）已下，而阵痛减弱，胎儿不能娩出，产妇精神颇为疲乏，脉象沉细。

证属滞产。谅由初产精神紧张，临盆过早，致胞浆早破，下血过多而影响分娩。

乃师法徐文伯，"泻三阴交，补合谷，胎应针而下"之说，取合谷、三阴交，配以灸至阴、独阴而奏催产之功。经针灸 30 分钟后，腹中阵痛加剧，胎儿随之娩出。

——《中国针灸处方学》

【按语】

胎儿能否正常分娩取决于产力、产道、胎儿三大因素。素体虚弱或者生产过程长均可导致产力不足，不能正常娩出胎儿。此案正为气虚产力不足所导致的滞产。

合谷为手阳明经原穴，属气；三阴交为足三阴经交会，属血。补合谷泻三阴交可以补气调血而治疗滞产。至阴、独阴亦为催产之效穴。四穴合用，可收活血利气、健运胞宫而下胎助产。

肖少卿医案二

张某，29 岁，系第 1 次妊娠，正常分娩后，6 小时不能排尿，下腹胀痛，经导尿后，第 2 天又胀满，不能自排，用 0.5% 普鲁卡因耻骨联合上封闭无效，5 日后仍未恢复。试用针灸治疗，乃刺三阴交穴，留针 10 分钟起针，40 分钟后自觉有排尿感，试行排尿，畅通排出，针 1 次后恢复正常。

——《中国针灸处方学》

【按语】

病人产后气虚，导致膀胱之气亦不足，气化无力，以致尿闭。三阴交为足三阴经交会，肝脾肾三经皆循经小腹、阴器，取之可以健脾利水，疏调肝气以助疏泄，补益肾气以助气化，三脏之气调和，膀胱之气亦可通利，故小便恢复正常。

四、地机（郄穴）

（一）基础知识

【穴名释义】地，土为地之体，意指中央脾土。机，要也。穴为足太阴脾经之郄穴，为足太阴经气血深聚之处，故名地机。

【定位】在小腿内侧，阴陵泉下3寸，胫骨内侧缘后际。

【主治】①痛经，崩漏，月经不调；②食欲不振，腹痛，腹泻；③小便不利，水肿。

【操作】直刺1~1.5寸。可灸。

【古代文献摘录】

《百症赋》：抑又论妇人经事改常，自有地机血海。

（二）验案举隅

田从豁医案

邢某，女，40岁，1997年11月24日初诊。

主诉：经期腹痛10年。

现病史：患者13岁月经初潮，经期较轻微腹痛。10年前经期腹痛剧烈，曾行腹腔镜检查示子宫内膜异位症，直肠窝、宫底可见数个黄豆大的病灶，当时用内美通，造成假绝经约半年，停药后月经来潮，经期腹痛减轻。半年后诸症恢复。现经前 1 天开始腹胀，部位多局限于下腹，伴腰痛，面色苍白，月经第 3、4 天时腹痛缓解，经色正常，有血块。口唇干燥欠润，饮食正常，大便干燥，2~3 日 1 行，小便正常。舌暗，脉沉细。

中医诊断：痛经（气滞血瘀）。

西医诊断：子宫内膜异位症。

治则：行气活血，化瘀止痛。

处方：归来、子宫、膈俞、地机，针用泻法。

治疗经过：针 5 天后月经来潮，腹痛明显好转。后每次月经前针灸治疗至经净，共治疗 5 个疗程，经期仅偶有轻微腹痛，停止治疗。随访 8 个月未复发。

——《中国百年百名中医临床家丛书·田从豁》

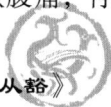

【按语】

子宫内膜异位症：子宫内膜长于子宫腔内面，内膜会随着子宫月经周期变化，内膜出血脱落形成月经。子宫内膜因某种因素生长在身体其他部位，即成为子宫内膜异位症。本病常见的症状为痛经。

归来、子宫内应于胞宫，可以调理胞宫气血。膈俞为血会，可活血化瘀。地机为足太阴脾经郄穴，善治本经急症，泻之可以通经止痛，为治疗痛经之常用穴。

五、阴陵泉（合穴）

（一）基础知识

【穴名释义】膝盖之内侧为阴，胫骨内侧髁高凸如陵，髁后下方凹陷处似泉。

【定位】在小腿内侧，胫骨内侧髁下缘与胫骨内侧缘之间的凹陷中。

【主治】①腹胀，腹泻，水肿，黄疸，小便不利；②膝痛。

【操作】直刺 1～2 寸。可灸。

【古代文献摘录】

《玉龙歌》：膝盖红肿鹤膝风，阳陵二穴亦堪攻，阴陵针透尤收效，红肿全消见异功。

《医宗金鉴》：阴陵泉治胁腹满，刺中下部尽皆松。

《百症赋》：阴陵水分去水肿之脐盈。

《杂病穴法歌》：小便不通阴陵泉。

（二）验案举隅

陆瘦燕医案

徐某，女，54 岁。

肿由下肢而起，食欲不振，大便溏泄，小溲短涩，渐延腹面浮肿，神倦肢冷，脘闷腹胀。舌淡胖，苔白滑，脉沉细。

是因脾肾阳虚，阳不化水，水气内停。治以温阳健脾，行气利水。

穴位：肺俞、脾俞、肾俞、气海、水分。手法：脾俞、肾俞（提插捻转，留针加温）；气海（提插不留针）；水分（熨灸 5～10 分钟）。

2 诊：灸后小便增多，遍身水肿已去其半，脘闷腹胀也告缓减；仍有便溏，小溲清长，舌淡苔白，脉沉细。治已应手，仍以原方出入。原方加阴陵泉。手法：阴陵泉留针加温；其他穴位不留针；水分仍按上法。

3 诊：小溲通利，遍身浮肿基本消失，胃纳已旺，腹胀告和，二便正常，精神见振，舌质略淡，苔薄白。再以温阳和土为治。处方：脾俞、肾俞、气海、足三里。手法：足三里提插捻转，留针加温；气海提插，留针加温；脾俞、肾俞不留针。

——《陆瘦燕针灸论著医案选》

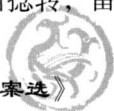

【医家简介】

陆瘦燕（1909—1969），江苏昆山人，现代针灸学家。16岁随父学医，18岁起在上海开业。创办了"新中国针灸学研究社"及针灸函授班，后担任上海中医学院针灸系主任、附属龙华医院针灸科主任。陆氏认为正确运用手法是取得疗效的关键，总结了古代的"烧山火""透天凉"的文献，并进行了实验研究。

【按语】

水肿的病机不离肺脾肾三脏：肺虚则肺失宣降，水道不通；脾虚则土不制水；肾虚则水泛。本例水肿为脾肾阳虚所致，取肺俞以宣发肺气，通调水道；脾俞以运土制水；肾俞益肾温阳，加气海补益真元，行气利水。灸水分利小便而洁净府。1诊后浮肿已去其半，加用阴陵泉，此穴善治脾虚不运、肾虚不化的水湿诸疾，手法为先补后泻，既可健脾扶土，又可利水消肿。3诊之后，邪去正虚，健脾和胃益肾以善其后。

六、血海

（一）基础知识

【穴名释义】脾主统血，穴为足太阴脉气所发，气血归聚之海，为妇人调经之要穴。

【定位】在股前区，髌底内侧端上2寸，股内侧肌隆起处。

简便取穴法：患者屈膝，医者以左手掌心按于患者右膝髌骨上缘，二至五指向上伸直，拇指约呈45度斜置，拇指尖下是穴。对侧取法仿此。

【主治】①月经不调，痛经，经闭，崩漏；②瘾疹，湿疹，丹毒；③膝、股内侧痛。

【操作】直刺1～1.2寸。可灸。

【古代文献摘录】

《医宗金鉴》：血海主治诸血疾，兼治诸疮病自轻。

《百症赋》：人经事改常，自有地机血海。

《医学入门》：此穴根治妇人血崩，血闭不通。

（二）验案举隅

郑魁山医案

患者，女，40岁，因全身间歇性皮疹瘙痒难忍10年，1970年9月9日初诊。

患者1960年开始全身起疹，形如米粒，逐渐发展成云片状，微突出皮肤，瘙痒难忍，阴雨天加剧，夜不能入睡，影响工作和休息，曾用中西药物治疗未见好转而来我院。检查：全身多处出现风团样的皮疹，高出皮肤表面，边缘清楚，色淡，周围有抓痕及血痂。舌苔薄白，脉弦滑，脉搏78次/分钟。

西医诊断为"顽固性荨麻疹"。

中医辨证系体表素虚，风湿外侵。

采用祛风利湿、活血固表之法治之。

取曲池、合谷、风市、血海、足三里、三阴交，用平补平泻法，留针20分钟，每日1次。

针治3次时，皮疹渐消，瘙痒减轻。治疗至9月20日，针达10次时，症状完全消失，治愈停诊。

同年 12 月 12 日随访，未再复发。

——《中国百年百名中医临床家丛书·郑魁山》

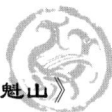

【按语】

曲池、合谷以清泻阳明热邪；风市可祛全身之风；血海活血凉血。荨麻疹的病人，久病必虚，故配以足三里、三阴交扶正以固本。

贺普仁医案一

田某，女，8 岁。

除面部外，全身皆有神经性皮炎已 6 年之久，两肘、两膝、两臀部、后颈部均有皮疹，瘙痒，尤为后颈部及两肘部均呈苔藓样改变，有搔痕，为此经常啼哭。纳一般，二便正常。望诊：面黄，苔白，四肢躯干均有苔藓样皮疹。脉象：沉细。

辨证：情志不遂，气血郁滞，血虚生风。

治则：祛风利湿，通经络，调气血。

取穴：曲池、血海。

刺法：以毫针刺入穴位 1 寸深，用补法，留针 30 分钟。

1 诊后刺痒明显减轻。2 诊后皮疹停止新生。共诊治 15 次，诸症消失。

——《中国百年百名中医临床家丛书·贺普仁》

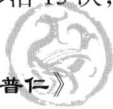

【按语】

皮肤病多与风、湿、瘀相关，血海为气血归聚之海，可以清热凉血、活血化瘀，又为脾经腧穴，擅健脾利湿。因此，血海常常用于皮肤病的治疗。《胜玉歌》曰："热疮臁内年年发，血海寻来可治之。"本案中运用曲池清热解毒，配合血海以养血、凉血、活血，祛风止痒。

贺普仁医案二

刘某，女，40岁。因其工作需长期站立，左下肢静脉曲张近8年，于2002年3月27日就诊。

症见小腿后面静脉迂曲隆起、高于皮肤，伴左下肢胀痛，乏力，站立及行走时症状加重。舌质暗淡，苔白，脉沉。

西医诊断为"左下肢静脉曲张"。

中医诊断为筋聚。

辨证为气滞血瘀。

取穴：①阿是（即凸起静脉处）；②血海。

刺法：①阿是穴：选中粗火针，以散刺法。在患肢找较大的曲张血管，常规消毒，再将火针于酒精灯上烧红，迅速准确地刺入血管中，随针拔出即有紫黑色血液顺针孔流出，无须干棉球按压，使血自然流出，待血止后，用干棉球擦拭针孔。②血海：毫针刺。得气后留针20分钟。

共治疗3次，曲张静脉已变平，颜色明显变浅，无肿胀疼痛感。

随访1年无复发。

——《中国百年百名中医临床家丛书·贺普仁》

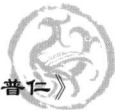

【按语】

下肢静脉曲张是指下肢浅表静脉的曲张交错，结聚成团块状。中医名之为"筋瘤"。此病得之于各种原因引起的筋脉阻滞。局部筋脉气血滞塞不通，故取局部曲张处放血，使其恶血出尽，血脉得通。配血海以活血化瘀。

七、大包（脾之大络）

（一）基础知识

【穴名释义】穴为脾之大络，统领全身阴阳诸络，无所不包。

【定位】在胸外侧区，第 6 肋间隙，在腋中线上。

【主治】①咳嗽，气喘；②胸胁痛；③全身疼痛，四肢乏力。

【操作】斜刺或向后平刺 0.5～0.8 寸。可灸。

【古代文献摘录】

《灵枢·经脉》：实则身尽痛，虚则百节尽皆纵。

（二）验案举隅

承淡安医案

淡安按：曾闻家伯父谈其师罗哲初先生治一南京某氏子，全身痿疾，颈项四肢皆软瘫，为针大包一穴，与大剂黄芪、白术、甘草三味煎服而愈。

——《承淡安针灸师承录》

【按语】

大包穴为脾之大络，总统全身阴阳诸络，灌溉五脏六腑、四肢百骸，无所不包。若脾之大络空虚，则全身诸络皆不足，周身失养，故全身痿软无力。取脾之大络大包穴可以健脾养血，并通畅全身络脉，血络得养，故功能得复。又用健脾益气中药扶助其正气。

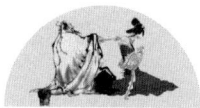

第五章　手少阴心经腧穴

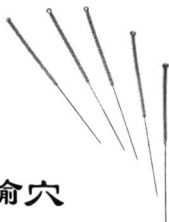

一、极泉

（一）基础知识

【穴名释义】高而甚者为极，此穴位于腋窝，为本经位置最高的腧穴。水之始出为泉，穴为本经之起始穴，为手少阴脉气如泉涌出之地。

【定位】在腋窝中央，腋动脉搏动处。

【主治】①心痛，心悸；②胸闷气短，胁肋疼痛；③肩臂疼痛，上肢不遂，瘰疬。

【操作】上臂外展，避开腋动脉，直刺 0.5～0.8 寸。

【古代文献摘录】

《铜人》：治心痛干呕，四肢不收。

（二）石学敏经验

石学敏教授于 20 世纪 70 年代创立了"醒脑开窍"针法治疗

脑血管病。中风病人经络阻滞不通，表现为上下肢的痿废不用。极泉位于腋下，上为肩关节，为气血运行之关口，取之可通经活络，治疗上肢不遂。

石学敏教授经验：

（1）极泉穴的定位：原穴沿经下移 2 寸，在心经上取穴。

（2）刺法：避开腋毛，术者用手固定患肢肘关节，使其外展，直刺进针 0.5 ～ 0.8 寸，用提插泻法，患者有手麻胀并抽动的感觉，以患肢抽动 3 次为度。

二、通里（络穴）

（一）基础知识

【穴名释义】络脉由此分出，循经通达于内，入于心中。

【定位】在前臂前区，腕掌侧远端横纹上 1 寸，尺侧腕屈肌腱的桡侧缘。

【主治】①暴喑，舌强不语；②心悸，怔忡；③腕臂痛。

【操作】直刺 0.3 ～ 0.5 寸；不宜深刺，以免伤及血管和神经。可灸。

【古代文献摘录】

《针灸大成·小肠主真心客》：小肠之病岂为良，颊肿肩疼两臂旁，项颈强疼难转侧，嗌颔肿痛甚非常，肩似拔兮臑似折，生病耳聋及目黄，臑肘臂外后廉痛，腕骨通里取为详。

《针灸大全·马丹阳天星十二穴治杂病歌》：通里腕侧后，去腕一寸中，欲言声不出，懊恼及怔忡，实则四肢肿，头腮面颊红，虚则不能食，暴瘖面无容，毫针微微刺，方信有神功。

《医宗金鉴》：通里主治温热病，无汗懊侬心悸惊，喉痹苦呕暴瘖哑，妇人经漏过多崩。

（二）验案举隅

李世珍医案

李某，男，5岁，1976年9月9日初诊。

主诉（代述）：患失语20多天。

现病史：今年8月因患流行性乙型脑炎，住当地地区医院治疗，出院后遗留舌肌活动欠灵，言语障碍，只能发"啊"音，时而咬牙等症，而来我院针灸治疗。

辨证：温邪耗伤舌络，舌肌失灵之失语。

治则：清热通调舌络。

取穴：针泻通里、廉泉。

效果：1诊后不咬牙；3诊后舌体不强，会叫"妈"等；4诊治愈。

随访：同年10月25日其父告知小孩在此针愈，至今未发。

——《常用腧穴临床发挥》

【按语】

此案得之于温邪所致，邪气侵犯心包，循经上扰于舌窍，舌络被阻，舌肌活动不利而失语。故用心经之络穴通里，清泻心火、通利舌窍；配以舌下之廉泉通调舌络。

贺普仁医案

谭某，男，5岁。

主诉：口吃2年余。

自2年前上幼儿园时出现口吃，不能说出整句话，现正进行语言训练治疗，经治4月余，未见效果。抱着试试看的心态，而来求治于中医针灸。余未述不适，纳可，眠安，二便调。

诊断：口吃。

辨证：心神稚嫩障碍，舌窍闭塞失灵。

治则：开窍通络。

取穴：通里、列缺、哑门、局部。

刺法：毫针点刺。

治疗 1 次后即明显好转，家属大为诧异，继续治 2 次痊愈。

——《中国百年百名中医临床家丛书·贺普仁》

【按语】

口吃，俗称"结巴"，中医理论认为此病与心相关。心之络脉通于舌，心主神明，神明受邪气干扰，心神被蒙蔽，导致舌体运转失灵，出现口吃。

通里为心经之络穴，经气直通于舌，可以通心气、调舌络。列缺为肺经之络穴，可以祛邪、调畅呼吸。哑门为治疗语言障碍的要穴。诸穴合用，共奏开窍通络之功。

三、阴郄（郄穴）

（一）基础知识

【穴名释义】阴指手少阴经。郄，孔隙，气血深聚之处。

【定位】在前臂前区，腕掌侧远端横纹上 0.5 寸，尺侧腕屈肌腱的桡侧缘。

【主治】①心痛，惊悸；②吐血，衄血，骨蒸盗汗；③暴喑。

【操作】避开尺动、静脉，直刺 0.3～0.5 寸。

（二）验案举隅

承淡安医案

淡安按：十二杆港陈德隆曾谓余曰："昔年患春温后自汗不止，药石无灵。遇一摇圈铃行医者过，使治之。彼令我两手露背外，掌向上，彼用灯芯蘸油燃着，猝烫两手腕后寸许，我顿惊，急缩手，觉汗已止矣。自此遂愈。"举烫处示余，犹隐约辨出有一小白斑，适阴郄穴处也。

——《承淡安针灸师承录》

【按语】

温病后自汗不止，当为体内余热尚存，迫使津液外泄所致。取心经之郄穴阴郄穴可以泻心火，清解体内余热而止汗。

此案运用的刺灸法为灯火灸。灯火灸又名"灯草灸"，方法：用干灯心草一根，以麻油浸之，点燃后对准穴位，接触皮表听到"啪"的一声后，迅速离开。

四、神门（输穴，原穴）

（一）基础知识

【穴名释义】神，神明。心为君主之官，神明出焉。穴为心经之原穴、输穴，故为心气出入之门户，亦为神气出入之门户。

【定位】在腕前区，腕掌侧远端横纹尺侧端，尺侧腕屈肌腱的桡侧缘。

【主治】①失眠，健忘，痴呆，癫狂痫；②心痛，心烦，惊悸；③腕臂痛，胸胁痛。

【操作】避开尺动、静脉，直刺 0.3～0.5 寸。

【古代文献摘录】

《针灸大成·真心主小肠客》：少阴心痛并干噁，渴欲饮兮为臂厥，生病目黄口亦干，胁臂疼兮掌发热，若人欲治勿差求，专在医人心审察，惊悸呕血及怔忡，神门支正何堪缺。

《医宗金鉴》：神门主治悸怔忡，呆痴中恶恍惚惊，兼治小儿惊痫证，金针补泻疾安宁。

《玉龙歌》：痴呆之症不堪亲，不识尊卑枉骂人，神门独治痴呆病，转手骨开得穴真。

《胜玉歌》：后溪鸠尾及神门，治疗五痫立便瘥。

《百症赋》：发狂奔走，上脘同起于神门。

《玉龙赋》：神门治呆痴笑咷。

（二）验案举隅

李世珍医案

徐某，女，41 岁，1973 年 8 月 7 日初诊。

主诉：惊悸、失眠已 2 年。

因生气和思虑过度而得。现病史：两年来，多梦少寐，多疑善惑，胡思乱想，遇事惊怕、心悸，见物亦易惊悸，全身发麻，经筋抽动，气短头晕，腹胀便溏，善饥，食后仍感腹中空虚，喜热饮，饮食生冷则易胃痛、吐酸，后项困痛，全身指陷性浮肿，面色略萎黄。舌淡苔白，脉象沉缓。曾多次用中西药治疗效果不佳。

辨证：依其脉证、病因，系思虑伤于心脾，心脾不足之惊悸、失眠。

治则：补益心脾。

取穴：针补神门、三阴交。隔 1～2 日针治 1 次。

效果：2 诊后，心悸、惊怕及善饥、腹部空虚减轻，腹部不胀，能熟睡，手足及面部浮肿稍有减轻；4 诊后，仅有时傍晚惊怕，腹胀、泄泻、气短和全身浮肿治愈；5 诊后，遇事及思考问题已不惊怕，仍头晕；7 诊后一切症状悉愈；8 至 12 诊巩固疗效。

随访：1973 年 11 月 9 日回信告知此病在此针愈。

——《常用腧穴临床发挥》

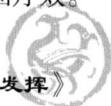

【按语】

此案为心脾两虚之失眠，治宜补益心脾，宁心安神。神门为心经之原穴，心为君主之官，神明出焉。神门意为神气游行出入之门户。运用神门补益心气、滋养心血以安心神；三阴交可以健脾宁心安神。

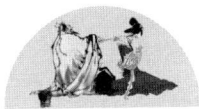

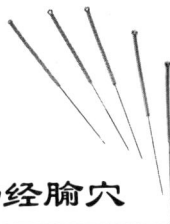

第六章　手太阳小肠经腧穴

一、少泽（井穴）

（一）基础知识

【穴名释义】少，小也。泽，水之归聚。穴为手太阳井穴，脉气始出而微小，故名少泽。

【定位】在手小指末节尺侧，指甲根角侧上方0.1寸。

【主治】①头痛，目翳，咽喉肿痛，耳聋，耳鸣；②乳痈，乳汁少；③昏迷，热病。

【操作】浅刺0.1～0.2寸，或点刺出血。可灸。

【古代文献摘录】

《医宗金鉴》：少泽主治衄不止，兼治妇人乳肿疼。

《玉龙歌》：妇人吹乳痛难消，吐血风痰稠似胶，少泽穴内明补泻，应时神效气能调。

《玉龙赋》：妇人乳痛，少泽与太阳之可推。

《针灸大成》：无乳，膻中、少泽。

《百症赋》：攀睛攻少泽、肝俞之所。

《灵光赋》：少泽应除心下寒。

（二）验案举隅

贺普仁医案一

李某，26 岁。

乳汁少 1 个月。

产后 1 个月来，乳汁渐稀少，心情抑郁，饮食欠佳，二便尚调，夜寐欠安。饮王八汤等也未见增多。望诊：舌淡红，苔薄白。切诊：脉细弦。

辨证：木气犯土，生化无源。

治则：解郁益气，活血通乳。

取穴：膻中、少泽、合谷、太冲。

刺法：毫针刺，膻中施以艾盒灸。每日 1 次。

3 天后乳汁渐增，1 周后乳汁分泌正常。

——《中国百年百名中医临床家丛书·贺普仁》

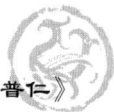

【按语】

缺乳指产后乳汁甚少或全无。产后乳少多因身体虚弱，气血生化不足；或者肝郁气滞，乳汁运行受阻所致。膻中位于两乳之中，用之可以畅通胸乳部的气机；少泽亦为通乳之要穴。二穴相配常用于治疗产后缺乳。《针灸大成》："无乳，膻中、少泽。"本例患者得之于肝气郁滞，乳络不通，故配以合谷、太冲以行气活血、疏肝解郁。

贺普仁医案二

鲍某，女，59 岁。

主诉：右耳痛 5 月余。

病史：5 月前无明显病因出现右耳内部疼痛，呈阵发性，尤其急躁时疼痛加剧，呈放电样。纳眠可，二便调。病人痛苦异常，曾多方求治未见效果，经他人介绍才来求治。望诊：舌质淡暗，苔白。切诊：脉弦。

西医印象：无菌性中耳炎？

辨证：肝阴不足，肝胆火旺，灼伤耳络。

治则：滋阴平肝，通络止痛。

取穴：少泽、阿是。

刺法：毫针。

疗效：患者后来介绍他人来治病时说，针刺 1 次后耳痛即明显缓解，针 3 次后症状完全消失。

——《中国百年百名中医临床家丛书·贺普仁》

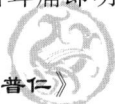

【按语】

小肠经起于少泽，上行入于耳中，热邪上扰可致耳痛。少泽为手太阳小肠经井穴，小肠主液，本穴可以润泽身体，取之滋液熄火、通络止痛。

二、后溪（输穴，八脉交会穴、通督脉）

（一）基础知识

【穴名释义】穴位于第 5 掌指关节尺侧近端凹陷处，握拳时正对尺侧横纹头，其处形如溪沟。

【定位】在手内侧，第 5 掌指关节尺侧近端赤白肉际凹陷中。

【主治】①头项强痛，落枕，腰背痛；②目赤肿痛，耳聋，咽喉肿痛；③盗汗，疟疾，癫狂痫；④手指及肘臂挛急。

【操作】直刺 0.5～1 寸。可灸。

【古代文献摘录】

《医宗金鉴》：后溪能治诸疟疾，能令癫痫渐渐轻。

《针灸聚英·八脉八穴治症歌》：手足拘挛战掉，中风不语痫癫，头疼眼肿泪涟涟，腿膝背腰痛遍。项强伤寒不解，牙齿腮肿喉咽，手麻足麻破伤牵，盗汗后溪先砭。

《拦江赋》：后溪专治督脉病，癫狂此穴治还轻。

《胜玉歌》：后溪鸠尾及神门，治疗五痫立便瘥。

《圣惠方》：肘臂腕重难屈伸，五指尽痛，不可掣也。

《肘后歌》：胁肋腿痛后溪妙。

《百症赋》：后溪环跳，腿痛刺而即轻。

《玉龙歌》：时行疟疾最难禁，穴法由来未审明，若把后溪穴寻得，多加艾火即时轻。

《百症赋》：治疸消黄，谐后溪劳宫而看。

《百症赋》：阴郄后溪，治盗汗之多出。

（二）验案举隅

肖少卿医案

尹某，女，47 岁。1981 年 9 月 12 日诊。

自述 3 天前于凌晨起床后，即感颈项强痛，不能转侧或回顾，经某医院诊断为落枕（颈扭伤），贴伤湿解痛膏 4 张，口服三七粉两瓶，未见效果。特来要求针灸治疗。检查：颈椎部无压痛，右肩井穴和天柱穴部的肌肉痉挛，有压痛，颈项强痛不能向左侧辗转及回顾。

证属落枕，治以活血疏筋。

乃取大椎、后溪、悬钟，用捻转泻法，留针 20 分钟。

经针1次后，颈项强痛顿除，即能左右辗转及回顾。

翌日下午随访，患者症状消失，未见复发。

——《中国针灸处方学》

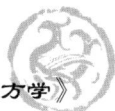

【按语】

肖少卿经验活血舒筋方：大椎、后溪、悬钟（均为针刺）。后溪为手太阳小肠经之输穴，"输主体重节痛"，善治循行部位的外经病变，又为八脉交会穴通于督脉，可以通调督脉，治疗颈项强痛之落枕。大椎隶属于督脉，为诸阳经交会之处，刺之可以激发阳气，通阳活血。悬钟为髓会，善治颈项强痛。诸穴合用，可以舒筋活络，治疗落枕。

贺普仁医案

金某，男，56岁。

肛门周围瘙痒6年。

病初起时肛门周围轻微刺痒，经用高锰酸钾坐浴，服用多种维生素治疗数月，未见好转，且日渐加重，发作时必须用热水烫洗方觉舒适。近1年来瘙痒尤甚，每发作时必烫洗，每日少则5~6次，多则7~8次，否则瘙痒难忍。纳食尚可，夜寐不安，二便尚调。望诊：舌淡红，苔薄白。切诊：脉滑。

辨证：湿热下注。

治则：清热利湿，止痒。

取穴：阳溪、后溪。刺法：毫针刺入穴位1寸深，留针30分钟。

1诊后肛周瘙痒明显减轻，当晚只烫洗1次。2诊后症状继续减轻，不烫洗也可忍受。3诊后基本不痒，可正常入睡。共治疗6次，症状消失。

——《中国百年百名中医临床家丛书·贺普仁》

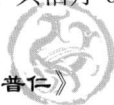

【按语】

贺老认为，肛门与肠道相连，因此肛门疾病常取大肠、小肠经的腧穴治疗。阳溪为手阳明大肠经之经穴，可以清利大肠湿热；后溪为手太阳小肠经之输穴，可清利小肠湿热。贺老常用此"二溪"相配，治疗湿热下注之肛门瘙痒。

三、养老（郄穴）

（一）基础知识

【穴名释义】 养老即奉养老人之意。本穴可以治疗耳聋、目视不明等疾病，为奉养老人、调治老年疾病之要穴。

【定位】 在前臂后区，腕背横纹上1寸，尺骨头桡侧凹陷中。

【主治】 ①目视不明，面痛；②头痛项强，肩、背、肘、臂酸痛，急性腰痛。

【操作】 以掌心向胸姿势，直刺或斜刺0.5～0.8寸。可灸。

【古代文献摘录】

《百症赋》：目觉䀮䀮，急取养老天柱。

《铜人》：目视不明。

《甲乙经》：肩痛欲折，臑似如拔，手不能自上下，养老主之。

（二）验案举隅

贺普仁医案

刘某，女，42岁。

患者自今年4月底开始出现腰及右下肢放射性疼痛，站立3分钟以上即出现腰及右下肢疼痛麻木，严重影响日常生活，到北医三院作腰 CT，报为"腰椎间盘突出症"，建议其卧床休息，重时可予手术治疗。经休息近 3 个月，患者症状无任何缓解。来诊时由急救中心送到特需门诊。

贺老即取养老穴，用龙虎交战补泻手法，同时嘱患者活动腰部，行针过程中患者即感疼痛明显减轻，贺老嘱其继续活动腰部及右下肢，1 个小时后，患者未发作疼痛，自己走出诊室。

——《中国百年百名中医临床家丛书·贺普仁》

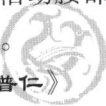

【按语】

各种原因导致的椎间盘变性，纤维环破裂，髓核突出后刺激或压迫神经根或马尾神经，成为腰椎间盘突出症。临床的主要表现为腰痛、坐骨神经痛。

养老为手太阳小肠经郄穴，阳经之郄穴善治急性疼痛疾病。《类经图翼》云此穴"疗腰重痛不可转侧，起坐艰难，及筋挛，脚痹不可屈伸"。

龙虎交战手法：进针得气后先左转（大指向前）9 次，再右转（大指向后）6 次，此为 1 度，可以反复施行数度。左转为补法，右转为泻法，龙虎交战为补泻交替操作，补泻兼施。本法有调和营卫、疏通经气、移疼住痛的作用，适用于疼痛性疾患。

贺老经验：单取养老穴，结合一定的手法，治疗急性腰腿疼痛患者，常常手到病除。

四、天宗

（一）基础知识

【穴名释义】天为上部。穴位于肩胛骨，位置较高。宗，中心。穴在肩胛冈下窝正中。

【定位】在肩胛区，肩胛冈中点与肩胛骨下角连线上 1/3 与下 2/3 交点凹陷中。

【主治】①肩胛疼痛，肩臂痛；②乳痈，乳癖；③咳嗽，气喘。

【操作】直刺或斜刺 0.5～1 寸。

【古代文献摘录】

《甲乙经》：肩重，肘臂痛不可举，天宗主之。

《铜人》：肩胛痛，臂肘外后廉痛，颊颌肿。

（二）验案举隅

郑魁山医案

瞿某，男，28 岁。1994 年 11 月 2 日初诊。

右前臂渐进性麻木 20 天。

初诊：20 天前出现右手臂冰凉，逐渐从手指至前臂出现麻木，持物无力。曾在某医院诊断为"神经炎"，口服维生素类药物及电、热疗法，疗效不显。

查体：舌淡红，苔白，脉弦紧。

辨证：寒湿凝滞经脉。

治则：温通经络，行气活血。

处方：取右侧天宗穴行通经达气法，嘱患者取俯伏位，在天宗穴处找到敏感点，消毒后，左手拇指为押手，右手持 1.5 寸毫针向同侧腋窝方向斜刺，待针尖下感觉有冲动感应时，患者即出现酸困胀针感，随即使针尖顶住有感应部位，捻补守气 1 分钟，使针感经肩关节沿上肢直达手掌，并循经产生热感，留针 20 分钟。同时针刺同侧曲池、外关穴，均捻补手法，留针 20 分钟，点刺十宣穴（患侧）。

复诊：治疗 1 次后，患者即感病症明显减轻，每日针 1 次，共针 3 次即愈。

——《当代名老中医典型医案集》（针灸推拿分册）

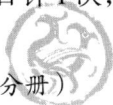

【按语】

郑魁山在天宗穴处运用通经导气法，使针感传至手掌，用于治疗上肢疼痛麻木诸疾。此病例体现了郑氏的经验手法之一"穿胛热"。

"穿胛热"操作方法：患者取俯伏位，取天宗穴，左手固定肩胛下部，拇指揣穴，压在穴位下方，右手持针向直上斜刺 1 寸左右，得气后行捻转补法，使针感沿着肩胛传至肩关节部，针尖顶住感应部位守气 1 分钟，此时有热感产生；退针至皮下，将针尖向下呈 30°刺入 1.2 寸，得气后捻转补法，使患者肩关节有抽动感后，守气 1 分钟。如此一上一下为 1 度，共操作 3 度。出针后患者即可感觉肩关节温暖舒适，谓之"穿胛热"，用于治疗肩周炎之寒凝证。

五、听宫（三焦经、小肠经、胆经之交会穴）

（一）基础知识

【穴名释义】穴在耳屏之前，针之能聪耳听五音，为治疗耳部疾患之常用穴。

【定位】在面部，耳屏前，下颌骨髁状突的后方，张口时呈凹陷处。

【主治】①耳鸣，耳聋，聤耳，齿痛，面痛；②癫狂痫。

【操作】微张口，直刺 1～1.5 寸。可灸。

【古代文献摘录】

《百症赋》：听宫脾俞，祛残心下之悲凄。

（二）验案举隅

贺普仁医案一

付某，男，1岁10个月。

1年前因感染细菌性病患，注射庆大霉素之后，听力逐渐下降，以致两耳无所闻。伴有性情急躁。纳食可，眠安，二便调。望诊：舌淡红，苔薄白。切诊：脉细数。

辨证：药物中毒，经脉闭塞。

取穴：听宫、筑宾。

刺法：毫针点刺，不留针。

1诊后，听力有所改善。6诊后家长教他说话，能跟着学。9诊后，听力基本恢复，对低微的声音也有反应。

——《中国百年百名中医临床家丛书·贺普仁》

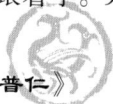

【按语】

听宫位于耳前，为手足少阳、手太阳三经交会之处，脉气直通于耳，可以宣窍聪耳，治疗各种虚实耳疾；筑宾为肾经穴位，用之可以益肾聪耳。

贺普仁医案二

王某，男，46岁。

耳聋、耳鸣两周。

两周前无明显诱因，突然出现右耳耳鸣、听力下降，耳鸣声时高时低，伴有头晕沉，口干苦，纳可，小便调，大便两日一行。望诊：舌淡尖红，苔薄白。切诊：脉弦滑。

辨证：少阳阻滞，经脉不畅。

治法：清利少阳，通调经脉。

取穴：听宫、翳风、中渚、合谷、太冲。

刺法：毫针刺，泻法。每次留针 20 分钟，每周 1 次。

治疗 3 次后耳鸣减轻，听力略有好转；10 次后诸症减轻；共治疗 20 次，右耳听力基本恢复正常，诸症消失。

——《中国百年百名中医临床家丛书·贺普仁》

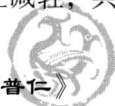

【按语】

贺老经验：耳聋耳鸣与手足少阳相关，以听宫、翳风、中渚为主穴，清利少阳、宣通耳窍；配合谷、太冲，为开四关，行气活血、开窍通闭。

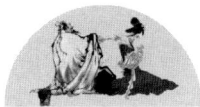

第七章　足太阳膀胱经腧穴

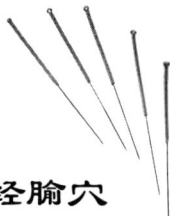

一、睛明（小肠经、膀胱经、胃经、阴跷脉、阳跷脉之交会穴）

（一）基础知识

【穴名释义】穴在目内眦上方，主治目疾，有明目之功。

【定位】在面部，目内眦内上方眶内侧壁凹陷中。

【主治】①近视，目视不明，目赤肿痛，迎风流泪，夜盲，色盲，目翳；②急性腰痛。

【操作】嘱患者闭目，医者押手向外轻轻固定眼球，刺手持针，于眶缘和眼球之间缓慢直刺 0.3～0.8 寸，不宜提插捻转，以防刺破血管引起血肿。禁灸。

【古代文献摘录】

《医宗金鉴》：睛明攒竹目昏蒙，迎风流泪皆痒痛，雀目攀睛白翳生。

《百症赋》：观其雀目肝气，睛明行间而细推。

《玉龙歌》：两眼红肿痛难熬，怕日羞明心自焦，只刺睛明鱼尾穴，太阳出血自然消。

《灵光赋》：睛明治眼胬肉攀。

《铜人》：治攀睛，翳膜覆瞳子。

《针灸大成》：主目远视不明，恶风泪出……小儿疳眼，大人气冷泪出。

（二）验案举隅

贺普仁医案一

某女，80岁。

两目视物不清2年余。

患者虽年高，但体质健壮。2年来，患者视力逐渐下降，视物不清，以致行履多有不便，影响日常生活。外院诊为"早期白内障"。纳可，眠安，二便调。望诊：舌淡红，苔薄白。切诊：脉弦滑。

辨证：肝肾亏虚。

治则：滋补肝肾，清睛明目。

取穴：睛明。

针治6次后，视力停止下降，继续针治4次后，视力提高，行路正常，可操持家务。

——《中国百年百名中医临床家丛书·贺普仁》

【按语】

睛明穴属于足太阳膀胱经腧穴，位于目内眦，为手足太阳、足阳明、阴跷、阳跷脉交会之处，脉气直达于目，为治疗目疾的常用腧穴，可以滋阴养血、通络明目，治疗白内障。实验研究证实，针刺睛明穴可以改善眼周围的血液循环，提高视神经的兴奋性，调整视神经功能。

贺普仁医案二

杜某，男，20 岁。

视物模糊半年。

半年来，无明显诱因出现视物模糊，如有纱蒙。经专科医院诊断为"视网膜炎"，治疗效果欠佳。纳可，夜寐不安，二便调。望诊：舌淡红，苔薄白。

切诊：脉弦细。

辨证：肝阴不足，目失所养。

治则：养肝明目。

取穴及刺法：肝俞、睛明。睛明不行手法，肝俞刺入 0.5～1 寸，行补法。

每周治疗 2～3 次，随着治疗次数的增加，视物逐渐清晰，治疗一个半月后，视力检查恢复正常。

——《中国百年百名中医临床家丛书·贺普仁》

【按语】

视网膜炎，为视网膜组织水肿，渗出出血。主要表现为视力减退，甚至失明。睛明穴位于目旁，取之可以养血通络，明目退翳；配肝俞以滋养肝血。

二、攒竹

（一）基础知识

【穴名释义】攒，聚集也。竹，眉头处的眉毛竖立如竹。穴在眉头凹陷中，该处眉似攒聚之竹，故名。

【定位】在面部，眉头凹陷中，额切迹处。

【主治】①头痛，眉棱骨痛；②目视不明，目赤肿痛，眼睑瞤动，眼睑下垂，迎风流泪；③面瘫，面痛；④腰痛。

【操作】可向眉中或眼眶内睑平刺或斜刺 0.5 ~ 0.8 寸；或直刺 0.2 ~ 0.3 寸。

【古代文献摘录】

《医宗金鉴》：头维主刺头风疼，目痛如脱泪不明，禁灸随皮三分刺，兼刺攒竹更有功。

《玉龙歌》：眉间疼痛苦难当，攒竹沿皮刺不妨。

《医宗金鉴》：睛明攒竹目昏蒙，迎风流泪皆痒痛，雀目攀睛白翳生。

《胜玉歌》：目内红痛苦皱眉，丝竹攒竹亦堪医。

《百症赋》：目中漠漠，即寻攒竹三间。

《通玄指要赋》：脑昏目赤，泻攒竹以偏宜。

《玉龙赋》：攒竹、头维，治目痛、头痛。

（二）靳瑞经验

靳瑞教授的"鼻三针"由迎香、上迎香、印堂组成。"鼻三针"用于治疗过敏性鼻炎。临床上治疗慢性鼻炎常用攒竹代替印堂穴。具体操作方法为：迎香穴向上沿鼻唇沟斜刺；上迎香为向下斜刺；攒竹为向下斜刺。靳教授认为，慢性鼻炎多属阳明经有热，攒竹为阳明与太阳交会的部位，取之可以疏通阳明气血。临床实践证实，慢性鼻炎的患者常在攒竹穴处出现明显的压痛点。

三、大杼（八会穴之骨会，小肠经、膀胱经之交会穴）

（一）基础知识

【穴名释义】杼为织布机上的梭子。脊柱两旁有横突隆起，形似织梭，所以脊柱骨古名杼骨。本穴在第 1 胸椎棘突下，为杼骨之端，故名大杼。

【定位】在脊柱区，第 1 胸椎棘突下，后正中线旁开 1.5 寸。

【主治】①咳嗽，发热；②头痛，颈项强痛，肩背痛。

【操作】斜刺 0.5 ~ 0.8 寸，不宜直刺深刺。可灸。

【古代文献摘录】

《医宗金鉴》：大杼主刺身发热，兼刺疟疾咳嗽痰。

《胜玉歌》：五疟寒多热更多，间使大杼真妙穴。

《席弘赋》：大杼若连长强寻，小肠气痛即行针。

《肘后歌》：风痹痿厥如何治？大杼曲泉真是妙。

（二）靳瑞经验

靳瑞教授之"颈三针"组成：天柱、大杼、颈百劳。刺法：天柱直刺 1 寸；颈百劳直刺 1 寸；大杼向脊柱方向斜刺。天柱、大杼穴均为足太阳膀胱经腧穴，分别位于颈椎的上段和中段，可以振奋太阳经气，荣养颈部之经筋，其中大杼又为骨会，专治骨性病变；颈百劳为经外奇穴，位于颈椎之下段，可以治疗颈部之虚损。靳教授运用"颈三针"治疗颈椎病以及颈椎病引起的眩晕、肩臂疼痛等。

四、风门（膀胱经、督脉之交会穴）

（一）基础知识

【穴名释义】穴在第 2 椎下，为风邪出入之门户，又主治风疾。

【定位】在脊柱区，第 2 胸椎棘突下，后正中线旁开 1.5 寸。

【主治】①伤风，发热，咳嗽；②头痛，项强，肩背痛。

【操作】斜刺 0.5～0.8 寸，不宜直刺深刺。可灸。

【古代文献摘录】

《医宗金鉴》：风门主治易感风，风寒痰嗽吐血红，兼治一切鼻中病，艾火多加嚏自通。

《玉龙赋》：风门主伤冒寒邪之嗽。

《玉龙歌》：腠理不密咳嗽频，鼻流清涕气昏沉，须知喷嚏风门穴，咳嗽宜加艾火深。

《甲乙经》：风眩头痛，鼻不利时嚏，清涕自出，风门主之。

《铜人》：治伤寒颈项强。

《图翼》：此穴能泻一身热气，常灸之，永无痈疽疮疥等患。

（二）验案举隅

承淡安医案

1927 年，淡安寓苏州皮市街。同宅孔氏，29 岁，生活艰苦，于 4 月 14 日外出归，头痛甚，恶寒发热。余与内子往诊之。脉浮而舌白。为针风池二穴，头痛立愈。又针风门二穴并灸之。逾二时许，遍身汗出而愈。并未服药，仅饮生姜红糖汤，由内子煮赠之。

——《承淡安针灸师承录》

【按语】

此例患者为外感表证伴头痛，用风门穴为风邪出入之门户，此例为风邪客于表，故用之散风祛邪，宣肺解表；患者兼有头痛，风池可祛风清头，善治外感头痛，故取之立验。饮生姜红糖汤以助发汗解表。

五、肺俞（肺之背俞穴）

（一）基础知识

【穴名释义】穴平第3胸椎棘突下，为肺脏之气输注之处，是诊断和治疗肺脏疾病的重要穴位。

【定位】在脊柱区，第3胸椎棘突下，后正中线旁开1.5寸。

【主治】①咳嗽，气喘，吐血、痰多，鼻塞；②骨蒸潮热，盗汗；③皮肤瘙痒，瘾疹。

【操作】斜刺0.5～0.8寸，不宜直刺深刺。可灸。

【古代文献摘录】

《医宗金鉴》：肺俞内伤嗽吐红，兼灸肺痿与肺痈，小儿龟背亦堪灸，肺气舒通背自平。

《资生》：凡有喘与哮者，为按肺俞，无不酸疼，皆为缪刺肺俞，令灸而愈。

《胜玉歌》：若是痰涎并咳嗽，治却须当灸肺俞。

《百症赋》：咳嗽连声，肺俞须迎天突穴。

《铜人》：传尸骨蒸劳，肺痿咳嗽。

（二）验案举隅

贺普仁医案

宋某，男，43岁。

哮喘2年。

2年前出现哮喘，经查与螨虫及花粉过敏有关，反复发作，每次发作时时喉中痰鸣，需肌注氨茶碱才能控制。现症：胸闷发憋，气短乏力，尿短少，大便正常。望诊：呼吸急促，张口抬肩，面色㿠白，汗出较多。舌苔薄白。切诊：脉沉细。

辨证：肺气不足，气机不利。

治法：补肺定喘，疏调气机。

取穴：肺俞，以火针点刺。每日治疗1次。

2诊后，患者诉哮喘减轻，自觉气憋开始好转，喉中清利。5诊后，诸症明显好转，活动自如。8诊后，患者精神好，各种症状均消失，再针数次以巩固疗效。

——《中国百年百名中医临床家丛书·贺普仁》

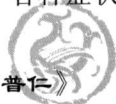

【按语】

哮喘的病机多为痰饮伏肺，诱发因素触引了内伏之痰饮，痰气壅遏于气道，肺气上逆，发为哮喘。本案为肺虚气无所主所致。故用肺俞穴益肺定喘。

本病例的操作手法运用了火针疗法。贺氏"三通法"认为，"病多气滞，法用三通"，其中之一是以火针疗法为代表的温通法。贺氏温通法是用火针和艾灸施治于穴位或一定部位，借助火力或其他温热刺激，以温阳散寒、疏通气血，以治愈疾病的方法。贺老临床常用火针或者艾灸的方法。

贺氏温通法适用病症的范围广泛，其中之一是宣肺定喘治疗哮喘病。临床上的过敏性哮喘、慢支、肺气肿等病，多与痰饮寒邪相关，治宜温热之法，运用火针，可以温化肺之痰饮，宣通肺气，使其恢复宣发肃降之功能，则喘息自止。

（三）靳瑞经验

靳瑞教授之"背三针"：大杼、风门、肺俞。操作方法：可以用毫针斜刺 1 寸左右，也可用灸法施治（适用于肺气虚弱，卫外功能差易患感冒的患者）。靳教授认为此三穴处与交感神经肺丛有关，可以用于治疗呼吸系统疾病。

六、心俞（心之背俞穴）

（一）基础知识

【穴名释义】穴平第 5 胸椎棘突下，为心脏之气输注之处，是诊断和治疗心脏疾病的重要穴位。

【定位】在脊柱区，第 5 胸椎棘突下，后正中线旁开 1.5 寸。

【主治】①心痛，心悸，心烦，失眠，健忘，梦遗，癫狂痫；②咳嗽，气喘，吐血，盗汗。

【操作】斜刺 0.5～0.8 寸，不宜直刺深刺。可灸。

【古代文献摘录】

《席弘赋》：妇人心痛心俞穴。

《甲乙经》：寒热心痛，循循然，与背相引而痛。

《百症赋》：风癫常发，神道还须心俞宁。

《胜玉歌》：遗精白浊心俞治。

《玉龙歌》：胆寒由是怕惊心，遗精白浊实难禁，夜梦鬼交心俞治，白环俞治一般针。

《玉龙赋》：心俞、肾俞，治腰肾虚乏之梦遗。

（二）验案举隅

贺普仁医案

陈某，女，49岁。

失眠2月余。

无明显诱因而出现入睡困难，入睡后梦多，易醒，每晚断续睡眠不足3小时。伴有心慌、耳鸣、口干、腰膝酸软等症。

诊断：不寐。

辨证：阴虚火旺，心肾不交。

治法：滋阴降火，交通心肾。

取穴：心俞、肾俞、照海。

刺法：心俞用补法，余穴用泻法。

患者当晚顺利入睡，持续近6小时。治疗10次后，睡眠已正常。

——《中国百年百名中医临床家丛书·贺普仁》

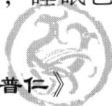

【按语】

心与肾的关系为心肾相交、水火既济。若水亏于下，心火亢于上，导致心肾不交，出现失眠。取心俞上清心火；肾俞下益肾水。心俞、肾俞共用，为交通心肾之法。凡心肾不交之失眠、遗精等病均可用之。照海穴为八脉交会通于阴阳跷，阴跷脉上行至目内眦，司目之开阖，可以调节睡眠，治疗失眠；照海又为肾经腧穴，又可滋阴益肾，正对此患者之肾阴不足的病机。由此可见贺老用穴精当，故收神效。

七、膈俞（八会穴之血会）

（一）基础知识

【穴名释义】膈指横膈，即膈肌。穴与膈肌相平。

【定位】在脊柱区，第 7 胸椎棘突下，后正中线旁开 1.5 寸。

【主治】①胃脘痛，呕吐，呃逆，饮食不下，便血；②咳嗽，气喘，吐血，潮热，盗汗；③瘾疹，瘙痒。

【操作】斜刺 0.5～0.8 寸，不宜直刺深刺。可灸。

【古代文献摘录】

《医宗金鉴》：膈俞主治胸胁痛，兼灸痰疟痃癖攻，更治一切失血证，多加艾灼总收功。

《针灸大成》：主心痛，周痹，吐食翻胃，四肢怠惰。

《图翼》：此血会也，诸血病者皆宜灸之，如吐血衄血不已，虚损昏晕，血热妄行，心肺二经呕血，脏毒便血不止。

（二）验案举隅

郑魁山医案

患者，女，42 岁，因呃逆频繁发作已 2 个月，1979 年 8 月 2 日初诊。

患者素有神经官能症，经常失眠已 2 年。2 月前因事不遂心，突然呃逆不止，约 2 小时自行缓解，初不介意，近来症情加剧，连续发作不止，"呃呃"连声，每次发作约 2 小时左右，每天发作 4～5 次，不堪忍受，发作后精神疲倦。白天工作紧张时呃呃声稍缓，有时暂停，晚上加剧，呃呃连声，不能入睡。检查：心、肺、肝、脾均正常，腹部平软，无压痛。呃呃连声不止，呃声响亮，膈俞穴处有明显压痛。舌质红，舌苔黄，脉弦细，脉搏 76 次 / 分。

西医诊断为"膈肌痉挛"。

中医辨证系肝郁不舒，胃气上逆。

采用舒肝解郁、和胃降逆之法治之。

取膈俞、肝俞，用平补平泻法，不留针；期门、中脘、天枢、足三里、内庭，用平补平泻法，留针 30 分钟，每日针 1 次。针后呃逆暂停。

针至 5 次时，每天只发作呃逆 1 次，且呃呃声较前减小，夜晚已能入睡 5～6 小时，针至 12 次时，呃逆连续 2 天未发作，停诊观察。

同年 12 月 23 日随访，停诊后未再复发。

——《中国百年百名中医临床家丛书·郑魁山》

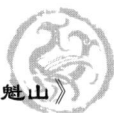

【按语】

患者素有神经官能症，是一种非器质性的精神障碍。患者自感痛苦，但是没有任何器质性病变。其主要症状为精神疲劳、焦虑烦躁、失眠、头部不适、内脏功能紊乱（常见胃肠植物神经功能紊乱，表现为纳呆、呃逆、肠鸣等）。

此案辨为肝气犯胃所致的呃逆，故治以疏肝理气，和胃降逆。膈俞穴位于膈肌之所在，善治膈气上逆，可和胃降逆止呃。取肝俞、期门，为募俞配穴法，可疏肝理气。中脘、足三里为募俞配穴，善和降胃气。天枢为大肠募穴，取之降大肠腑气，以助胃气通降。辅之以内庭清泻胃火。

八、肝俞（肝之背俞穴）

（一）基础知识

【穴名释义】 穴平第9胸椎棘突下，为肝脏之气输注之处，是诊断和治疗肝脏疾病的重要穴位。

【定位】 在脊柱区，第9胸椎棘突下，后正中线旁开1.5寸。

【主治】 ①黄疸，胁痛，脊背痛；②目赤，目视不明，夜盲；③吐血，衄血；④眩晕，癫狂痫。

【操作】 斜刺0.5～0.8寸。可灸。

【古代文献摘录】

《医宗金鉴》：肝俞主灸积聚病，兼灸气短语声轻，更同命门一并灸，能使瞽目重复明。

《标幽赋》：取肝俞与命门，使瞽士视秋毫之末。

《玉龙歌》：肝家血少目昏花，宜补肝俞力便加，更把三里频泻动，还光益血自无差。

《百症赋》：攀睛攻少泽肝俞之所。

《胜玉歌》：肝血盛兮肝俞泻。

（二）验案举隅

承淡安医案

淡安按：近年治目疾，凡老年目昏花，视物不清晰，目无红丝，绝无异态，为针肝俞并灸之，多效，不必针他穴。

——《承淡安针灸师承录》

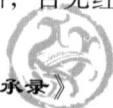

【按语】

肝俞内应于肝，为肝气输注之处，可以养肝血明目。

九、胆俞（胆之背俞穴）

（一）基础知识

【穴名释义】 穴平第 10 胸椎棘突下，为胆腑之气输注之处，是诊断和治疗胆腑病的重要穴位。

【定位】 在脊柱区，第 10 胸椎棘突下，后正中线旁开 1.5 寸。

【主治】 ①黄疸，口苦，呕吐，食不化，胁痛；②肺痨，潮热。

【操作】 斜刺 0.5～0.8 寸。

【古代文献摘录】

《医宗金鉴》：胆俞主灸胁满呕，惊悸卧睡不能安，兼灸酒疸目黄色，面发赤斑灸自瘥。

《甲乙经》：胸满呕无所出，口苦舌干，饮食不下，胆俞主之。

《百症赋》：目黄兮阳纲胆俞。

《铜人》：治食不下，目黄。

《神灸经纶》：惊悸：胆俞、解溪。

（二）验案举隅

贺普仁医案

王某，女，52 岁。

自觉身热年余。

1 年前手术后不思饮食，周身无力，心悸，失眠，时血压高，

99

二便正常。舌尖红，苔薄白，脉细数。

辨证：术后大伤元气，阴液亏耗，虚热低烧。

治则：大补元气，滋阴退热。

取穴：大椎、胆俞、膈俞、气海。

刺法：以 1 寸毫针刺入穴位 5～6 分深，气海刺入 1～1.5 寸深，均用补法。

针治 8 次痊愈。

——《中国百年百名中医临床家丛书·贺普仁》

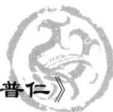

【按语】

胆俞、膈俞合称"四花穴"，为治疗肺痨之效穴。贺普仁贺老善用"四花穴"治疗低热不退。大椎穴位于督脉，又为诸阳经所会之处，为泄热之效穴。胆俞为胆气输注之所，少阳主枢，针刺胆俞，可以使得气机条达，枢转得利。膈俞为血会，低热日久，必耗伤气血、瘀血内存，用此穴可以养血活血益阴。二穴合用，调畅气血，可退低热。本案之低热得之于术后元气大伤，故用气海以补益元气。

十、脾俞（脾之背俞穴）

（一）基础知识

【穴名释义】穴平第 11 胸椎棘突下，为脾脏之气输注之处，是诊断和治疗脾脏疾病的重要穴位。

【定位】在脊柱区，第 11 胸椎棘突下，后正中线旁开 1.5 寸。

【主治】①腹胀，呕吐，泄泻，痢疾，便血，纳呆，食不化，怠惰嗜卧；②水肿，黄疸；③咳嗽痰多，背痛。

【操作】斜刺 0.5～0.8 寸。可灸。

【古代文献摘录】

《医宗金鉴》：脾俞主灸肠脾胃，吐泻疟痢疸痕癥，喘急吐血诸般证，更治婴儿慢脾风。

《百症赋》：听宫脾俞，祛残心下之悲凄。

《成方便谈》：凡人身之血，皆赖脾土以为主持，方能统御一身，周行百脉，若脾土一虚，则失其统摄之权，于是得热则妄行，得寒则凝涩，皆可离经而下，血为之不守也。

（二）验案举隅

贺普仁医案一

王某，女，32 岁。

午后低热 3 个月，体温 37.5℃。

3 个月来，午后低热，颧红、体倦，心悸，夜不成寐，不思饮食，面色无华，月经不调，带下、二便正常。舌体胖，苔薄白，脉细弦。

辨证：思虑劳倦伤脾，气血无生化之源，以致阴虚发热。

治则：健脾胃，退劳热。

取穴：大椎、胆俞、膈俞、脾俞。

刺法：以 1 寸毫针，刺入穴位 5～6 分深，均用补法。

针后饮食稍增，体温由 37.5℃降至 37℃，继用前穴治疗，共针刺治疗 10 次，低烧退至 36.5℃，饮食正常，心悸除，体倦消失，痊愈，恢复工作。

——《中国百年百名中医临床家丛书·贺普仁》

【按语】

此案亦为气阴两虚之发热，故仍取大椎、胆俞、膈俞滋阴清热。前案病机为元气大伤，故用气海。此案低热得之于思虑劳倦伤脾，病位在脾，故取脾俞以健脾益气，以助气血之化生。

贺普仁医案二

于某，女，40岁。

低热两月余。

无明显诱因出现低热，午后和夜间为甚，腋下体温在37.2℃～37.6℃之间。曾入院检查2周，未发现发热原因。伴有面色晦暗，头晕乏力，自汗懒言，口干咽燥而不欲饮，食欲差，二便尚可。舌质淡暗，苔薄白，脉细涩。

证属气虚血瘀之内伤发热。

取底座直径约2cm的艾炷，置于膈俞、脾俞施灸，膈俞用泻法，脾俞用补法，各灸7壮。灸7日后，患者热退，诸症明显减轻，又灸5日以巩固疗效。

半年后随访，低热未复发。

——《中国百年百名中医临床家丛书·贺普仁》

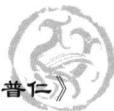

【按语】

此案为气虚血瘀之发热，故取脾俞健脾益气，以退虚热；膈俞活血化瘀，并清血分之热邪。

十一、肾俞（肾之背俞穴）

（一）基础知识

【穴名释义】穴平第2腰椎棘突下，为肾脏之气输注之处，是诊断和治疗肾脏疾病的重要穴位。

【定位】在脊柱区，第 2 腰椎棘突下，后正中线旁开 1.5 寸。

【主治】①遗精，阳痿，月经不调，带下，遗尿，尿闭，小便频数，小便不利，水肿；②耳鸣，耳聋；③气喘少气，五劳七伤，消渴，五更泄泻；④腰膝酸痛。

【操作】直刺 0.5～1 寸。可灸。

【古代文献摘录】

《医宗金鉴》：肾俞主灸下元虚，令人有子效多奇，兼灸吐血聋腰痛，女疸妇带不能遗。

《胜玉歌》：肾败腰疼小便频，督脉两旁肾俞除。

《玉龙歌》：肾败腰虚小便频，夜间起止苦劳神，命门若得金针助，肾俞艾灸起遭迤。

《席弘赋》：更有三间肾俞妙，善除肩背消风劳。

《玉龙赋》：心俞、肾俞，治腰肾虚乏之梦遗。

（二）验案举隅

贺普仁医案

李某，男，23 岁。

主诉：腰痛、浮肿 5 年。

病史：5 年前因感冒引起腰痛剧烈，头面、下肢浮肿，尿血。经查血压 140/100mmHg，尿蛋白（++），红细胞成堆，白细胞 2～3 个 /HP，管型多见。诊为"急性肾小球肾炎"，予利尿降血压、抗感染等治疗。经治疗未能根除，其症经常反复发作，每遇劳累、寒凉之后症状加重，诊断为"慢性肾炎"，经服用中药后症状在一段时间内较稳定，最近旧病复发，求治。

患者腰痛如折，下肢轻度浮肿，纳食偏少，食无味，不喜饮。周身乏力，少言嗜卧，自觉精力不支，四肢冷。尿黄、夜尿 2～3 次，寐安。望诊：面色黄白无泽，精神萎靡，唇淡，舌苔薄白。

切诊：双手凉，脉沉细，双尺弱。查：BP140/100mmHg，下肢浮肿Ⅱ°。尿常规：蛋白（++），红细胞3～5个/HP，颗粒管型，血红蛋白10g/L。

辨证：肾阳不足，损及脾阳，阳虚水泛。

治则：温补肾阳，行气化水，固本求真。

取穴：肾俞、关元。

刺法：肾俞、关元均用毫针刺法，施用补法，留针30～40分钟。关元加艾条灸法，每次灸30～40分钟，每周治疗2～3次。

经20余天治疗后，病人精神好，纳食好转。四肢冷凉明显好转，腰痛等症均减。下肢浮肿Ⅰ°，血压120/85mmHg，尿蛋白（+），未见尿中红细胞，有少量颗粒管型，血红蛋白12g/L，原方原法不变继续治疗。约2个月后，患者症状明显减轻，下肢浮肿消失，血压大致正常，尿常规正常，血红蛋白稳定在13g/L。继续间断治疗巩固疗效。

——《中国百年百名中医临床家丛书·贺普仁》

【按语】

慢性肾炎，即慢性肾小球肾炎，表现为水肿、尿量异常、腰痛、腰酸。属于中医的水肿、腰痛等病范畴。水肿与肺、脾、肾相关，久病多致肾阳虚衰。贺老取肾俞穴益肾温阳化水，还可强壮腰府。关元穴为元阴元阳之所在，灸之可以鼓舞肾气，强化补肾壮阳之效。现代研究证实，针刺肾俞穴对于肾脏有调节作用，可以使尿蛋白减少，泌尿功能增强，血压下降，浮肿减轻。

（三）陆瘦燕经验

陆瘦燕交泰方：肾俞（直刺，补法，得气后出针），心俞（米粒灸三壮），三阴交（补法，得气后出针），神门（泻法，得气后出针）。主治心肾不交之失眠。

心肾不交为肾水亏于下，心火亢于上。故补肾俞壮水源而制阳光；灸心俞三壮，以引导火气下行；神门泻心火，安神志；三阴交调补脾胃，益营血而养神明。诸穴合用，可收交通心肾之功，故名交泰方。

十二、大肠俞（大肠之背俞穴）

（一）基础知识

【穴名释义】穴平第4腰椎棘突下，为大肠之气输注之处，是诊断和治疗大肠疾病的重要穴位。

【定位】在脊柱区，第4腰椎棘突下，后正中线旁开1.5寸。

【主治】①腰痛；②腹胀，泄泻，便秘，痢疾，痔疾。

【操作】直刺0.8~1.2寸。可灸。

【古代文献摘录】

《医宗金鉴》：大肠俞治腰脊痛，大小便难此可通，兼治泄泻痢疾病，先补后泻要分明。

（二）验案举隅

郑魁山医案

患者，男，30岁。

因嗜食辣椒，大便秘结，经常三四天大便1次，且便时排出费力；伴有头痛头胀、恶心已2年。查体：腹部胀满，脐周围压痛。舌质红，苔黄燥，脉数有力。

证系频食辛辣，阳明积热，耗伤阴津，大肠失润，腑气不通之积热便秘。

采用清热保津、泄热通便之法治之。

先针大肠俞，用凉泻法，使凉感传到腹部，不留针；天枢用凉泻法，使凉感传到会阴部；配曲池、上巨虚，用凉泻法，使凉感传到手指和足趾，留针 30 分钟。起针 40 分钟后即排便，但粪便干硬，外夹有水液。

隔日针 1 次。连针 5 次后，大便通畅，头痛、恶心等症状消失。后随访 3 个月未复发。

——《中国百年百名中医临床家丛书·郑魁山》

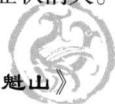

【按语】

大肠俞为大肠之背俞穴，泻之可以通降大肠腑气。天枢为大肠募穴，上巨虚为大肠下合穴，此三穴为募俞合相配，可以调畅大肠气机而通便。此例患者之便秘得之于阳明热盛，故用曲池穴清泻阳明热邪，为清热保津之法。

郑魁山凉泻法：医生左手食指或拇指紧按针穴，右手将针刺入穴内，候其气至，左手减轻压力，右手拇指向后连续捻提 3～5 次，候针下沉紧，提退 1 分左右，针尖向有感应的部位连续慢（轻）插急（重）提 3～5 次，拇指向后再连续捻提 3～5 次，针尖拉着产生感应的部位守气，使针下松滑，患者觉有凉感。根据病情留针后，急速将针拔出，不扪针穴。适应证：一切实热证，如中风闭证，暑热高烧，谵语癫狂，目赤龈肿，唇烂便秘等。

十三、膀胱俞（膀胱之背俞穴）

（一）基础知识

【穴名释义】穴平第 2 骶后孔，为膀胱之气输注之处，是诊断和治疗膀胱疾病的重要穴位。

【定位】在骶部，横平第 2 骶后孔，骶正中嵴旁开 1.5 寸。

【主治】①小便不利，尿频，遗尿，遗精；②泄泻，便秘；③腰脊强痛。

【操作】直刺或斜刺 0.8～1.2 寸。

【古代文献摘录】

《图翼》：主治小便赤涩。

（二）肖少卿经验

肖少卿通利州都方：中极、膀胱俞、三阴交（均为针刺）。本方具有通利州都的作用，治疗外伤或手术后所致的小便不利、小腹胀满。

外伤或手术可致膀胱气机受到阻滞，出现小便不利，甚至尿闭。取膀胱募穴中极配以膀胱背俞穴，募俞相配，一前一后，一阴一阳，调畅膀胱气机。三阴交为足三阴经交会之处，足三阴经均循行经过少腹阴器，该穴可调理下焦膀胱气机，通利小便。

十四、次髎

（一）基础知识

【穴名释义】髎，指骶骨后孔。穴在第 2 骶后孔处，上髎之下。

【定位】在骶部，正对第 2 骶后孔中。

【主治】①月经不调，痛经，带下，小便不利，遗尿，遗精，阳痿；②腰痛，下肢痿痹。

【操作】直刺 0.8～1 寸。可灸。

（二）验案举隅

李世珍医案

苏某，女，35岁，1981年6月26日初诊。

主诉：白带多，腰部酸软已半年多。

现病史：近半年来、白带多，时而尿少溲黄，腰部酸困，下肢无力，神疲倦怠，善饥不欲食，大便溏薄。苔白略腻，脉象缓弱。曾在本科针治7次，腰部酸困明显减轻，但白带仍多，下肢无力，食少便溏，时而腰部沉困。

辨证：脾虚湿困，带脉失约之带下。

治则：健脾祛湿止带。

取穴：针补次髎、阴陵泉、足三里，先泻后补。

效果：1诊后白带减少，尿次、尿量较前增多，便溏愈，食增；3诊后白带明显减少；5诊后白带已愈，下肢有力，精神好；6诊痊愈。

——《常用腧穴临床发挥》

【按语】

次髎穴内应盆腔，为治疗生殖系统疾病的要穴，可以调理胞宫气血，治疗带下。此案为脾虚湿盛之带下，故用足三里健脾以扶正；阴陵泉化湿以祛邪。

十五、委中（合穴，膀胱之下合穴）

（一）基础知识

【穴名释义】委，委曲，弯曲。中指正中。穴在腘横纹中央，屈膝而得之。

【定位】在膝后区，腘横纹中点。

【主治】①腰痛，下肢痿痹，下肢不遂，腘挛急；②腹痛，吐泻；③小便不利，遗尿；④丹毒，瘾疹，皮肤瘙痒，疔疮。

【操作】直刺 1～1.5 寸；或点刺腘静脉出血。可灸。

【古代文献摘录】

《针灸大全·马丹阳天星十二穴治杂病歌》：委中曲腘里，横纹脉中央，腰痛不能举，沉沉引脊梁，酸痛筋莫展，风痹复无常，膝头难伸屈，针入即安康。

《针灸大全》：腰背委中求。

《灵光赋》：五般腰痛委中安。

《肘后歌》：腰软如何去得根，神妙委中立见效。

《席弘赋》：委中腰痛脚挛急，取得其经血自调。

《百症赋》：背连腰痛，白环委中曾经。

《玉龙赋》：人中、委中，除腰脊痛闪之难制。

《玉龙歌》：强痛脊背泻人中，挫闪腰酸亦可攻，更有委中之一穴，腰间诸疾任君攻。

《医宗金鉴》：委中刺血医前证，开通经络最相应。

《胜玉歌》：委中驱疗脚风缠。

《玉龙歌》：环跳能治腿股风，居髎二穴认真攻，委中毒血更出尽，愈见医科神圣功。

《玉龙赋》：腿风湿痛，居髎兼环跳与委中。

《图翼》：此穴主泻四肢之热。委中者，血郄也，凡热病汗不出，小便难，衄血不止，脊强反折，瘈疭癫疾，足热厥逆不得屈伸，取其经血立愈。

（二）验案举隅

肖少卿医案

张某，男，39岁，住江浦县。门诊号：3214号。

自述：前天荷犁时，跌伤腰部，不能弯腰曲脊，不能穿脱鞋袜，咳嗽时疼痛加剧，朝轻暮重，彻夜呼痛。就诊时由其妇扶持而来。检查：腰痛偏右，由肾俞至胃俞部有肿胀如梭形，按之呼痛。不能俯仰、侧弯及下蹲。此跌伤经络、气血瘀滞所致。

诊断为外伤性腰痛。

治以散瘀定痛，舒筋活络。

循经取用委中、昆仑（均用泻法），留针10分钟，当委中两穴刺入后腰痛顿减，继针昆仑两穴，其痛若失，嘱其妇揣压患部，其痛毫无。10分钟后即能自行爬起，穿上鞋袜，腰部随能辗转弯曲，患者颇为欢悦，乃道谢随妇弃杖而归，仅针1次而愈。

越3日追访，病者已下地劳动。

——《中国针灸处方学》

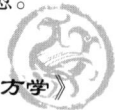

【按语】

本案为外伤所致的腰痛，又称"急性腰扭伤"，病机为跌扑外伤，损伤经脉气血，局部气血瘀滞。委中穴为腰背处膀胱经两条支线汇合之处，"腰背委中求"，善治腰背疾患。取之可以疏通足太阳膀胱经气，治疗急性腰扭伤。昆仑为足太阳经穴，可以舒筋络、行气血、止痹痛。

贺普仁医案一

薛某，男，7岁。

呕吐、腹泻两天。

患者无明显诱因突然出现恶心、呕吐、腹痛、腹胀、腹泻，大便呈水样，不能进食。伴有精神萎靡，周身乏力，低热，已用消炎药静点，效果不明显。望诊：面色萎黄，舌淡红，苔白稍腻。切诊：脉弦细数。

辨证：感受时疫，胃肠积滞。

治则：除湿逐疫，升清降浊，调和肠胃。

取穴：曲泽、委中。

刺法：以三棱针缓刺放血。

治疗当日，未再呕吐，腹泻次数减少，治疗2次而愈。

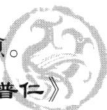

——《中国百年百名中医临床家丛书·贺普仁》

【按语】

委中为合穴，五行属土，应于脾胃，"合主气逆而泄"，运用放血疗法可以治疗急性腹痛、吐泻诸疾。

张从正医案

一省掾背项常有痤疖，愈而复生。戴人曰：太阳血有余也。先令涌泄之，次于委中针出紫血，病更不复作也。

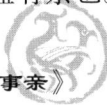

——《儒门事亲》

【医家简介】

张从正（约1156—约1228），字子和，号戴人，金代著名医家，金元四大家之一。从小苦读经书，酷爱医学，学宗刘完素。强调病因多为外邪伤正，病以热证、实证为多，疾病分风、寒、暑、湿、燥、火六门。主张祛邪以扶正，治病善用汗、吐、下三法，后世称攻下派。在针灸治病时常常突出"攻破""祛邪"等思想，倡用"刺络泻血"之法。著有《儒门事亲》。

【按语】

背项为足太阳膀胱经循行所过，背项生疔，故辨为太阳血热有余。委中穴位于膀胱经上，其处有粗大血脉分布，又名"血郄"，故放血可以泻除太阳血热，治疗太阳经壅闭有余之实热证。

贺普仁医案二

张某，女，20岁。

腹部起脱屑丘疹 3 年余，并逐渐扩大到全身多处，以腹部和腋下为重，稍痒。纳食尚可，夜寐欠安，二便调畅。望诊：舌质红，苔黄。全身多处丘疹、鳞屑。切诊：脉滑。

辨证：风邪侵袭，气滞血瘀。

治则：祛风止痒，行气活血。

取穴：委中、耳背青筋。以三棱针缓刺放血。

治疗 3 次后，痒感明显减轻。6 次后鳞屑减少。12 次后，痒止，丘疹完全消失。

——《中国百年百名中医临床家丛书·贺普仁》

【按语】

贺老经验，委中配合耳背青筋放血可以泄热解毒，可用于各种皮肤病的治疗。膀胱经多血少气，委中位于膀胱经粗大的血脉分布之处，本穴可泻血分热毒，治疗气结瘀血等一切壅闭有余之实热证。

（三）名家经验

1. 靳瑞经验

靳瑞教授之"腰三针"：肾俞、大肠俞、委中。均为直刺。"腰三针"主要治疗腰椎退行性病变、骨质增生、腰肌劳损、风湿痛等。

其中肾俞位于腰椎上段，大肠俞位于腰椎的下段，二穴可以疏通腰部的气血经络；委中为远道取穴。膀胱经循行经过后腰部，三穴同为足太阳膀胱经穴，共用可以疏通太阳经气。

2. 朱丹溪经验

朱丹溪血滞腰痛方：委中、肾俞、昆仑，可以舒筋活络、散瘀定痛，治疗瘀血腰痛（腰痛如刺，痛有定处，痛处拒按）。

委中可以疏通太阳经气，舒筋活络，强健腰膝；肾俞为肾气转输之处，可以补肾强腰。二穴为治疗腰痛的常用配穴。昆仑为膀胱经之经穴，《针灸大全》中曰可治"转筋腰尻痛"，亦可疏通腰部之经络、行气活血止痛。

十六、膏肓

（一）基础知识

【穴名释义】疾病隐深难治为病入膏肓。本穴可治。

【定位】在脊柱区，第4胸椎棘突下，后正中线旁开3寸。

【主治】①咳嗽，气喘，骨蒸盗汗，肺痨；②健忘，不寐，头晕目眩，遗精；③羸瘦，虚劳；④肩背痛。

【操作】斜刺 0.5~0.8 寸，不宜直刺深刺。可灸。

【古代文献摘录】

《医宗金鉴》：膏肓一穴灸劳伤，百损诸虚无不良，此穴禁针惟宜灸，千金百壮效非常。

《千金方》：膏肓俞，无所不治，主羸瘦虚损，梦中失精，上气咳逆，狂惑忘误。

《百症赋》：痨瘵传尸，趋魄户膏肓之路。

《玉龙歌》：膏肓二穴治病强，此穴原来难度量，斯穴禁针多着艾，二十一壮亦无妨。

《灵光赋》：膏肓岂止治百病，灸得玄功病须愈。

（二）验案举隅

《灸膏肓俞穴法》医案

叶元庆，字元善，平江人。自云尝患瘵疾①，其居对桥，而行不能度，有僧为之灸膏肓穴，得百壮。后二日即能行数里，登降皆不倦，自是康强。

——《西方子明堂灸经·灸膏肓俞穴法》

【注释】

①瘵疾：痨病。

【按语】

膏肓位于第四胸椎棘突下，内应于肺，可以补益肺气、滋肺阴、清肺热，治疗肺气虚之咳喘，肺阴虚之盗汗、肺痨。肺痨即肺结核，古人常取灸膏肓穴治疗肺痨，取其滋阴清热润肺之功用。

《续名医类案》医案

一人年三十余，积病而多欲，遂起热兼旬，无盗汗，六脉饮食不减，此劳症之微而未深者也，正与养血滋阴治法相合。

药用生地三钱，醋炙鳖甲二钱，知母、当归、柴胡、丹皮、山萸肉各一钱，黄芩六分，煎服六剂而热平。

随灸百劳、膏肓二穴，以杜其根。更以河车丸①与之调理，不百日形气饮食脉候俱如初而愈。

——《续名医类案》

【注释】

①河车丸（出自《妇人大全良方》卷五）

[组成] 河车1枚（初生男子者尤良。于长流水中荡洗尽血，净入锅内熟煮，以手擘成小片，焙干，须在1日内便碾成末），雪白茯苓半两，拣参1两，干山药2两。

[制备方法] 上为细末，面糊为丸，如梧桐子大，以少麝香末为衣。

[主治] 劳嗽，一切劳瘵、虚损、骨蒸等疾。

[用法用量] 每服30、50丸，米饮、温酒、盐汤送下，空心服；嗽甚者，五味子汤送下。

【按语】

此患者积病而多欲，当为房劳伤肾，精血不足，虚热内生，此为虚劳之轻证。运用滋阴养血清热之汤药，正对病机，故服六剂而热平。膏肓穴可治诸脏之虚损，为治疗虚劳病之要穴。百劳，又称颈百劳，亦善治诸虚百损。二穴共用灸之，可以补益虚损、滋阴清热。配以河车丸调理以善后。脏虚得补，病得痊愈。

贺普仁医案

张某，男，45岁。

患者右肩关节周转疼痛，已达10余年之久。疼痛时作时止，时轻时重，阴天和气候变化时，疼痛加剧。曾经中西医多方治疗，疼痛未愈。肩部疼痛，疼重时连及肘关节，局部怕风并有凉感，抬举困难，穿脱衣服受限，当臂外展时疼痛尤甚。食欲欠佳，眠可。大便每日 1~2 行，小便清长。舌苔薄白，脉象沉细。

辨证：正气不足，脾胃虚弱，卫外不固，邪入经络，留于关节，阻滞不通，气血失和，不能祛邪外出，导致不通则痛。阳气亏虚，故畏风发凉。

取穴：膏肓。

刺法：从肩胛下向肩部斜上刺，补法。待得气后行捻转术。局部发凉处，火针点刺数针。

该患者经过 40 次治疗后，疼痛虽未完全消失，但明显减轻。

——《中国百年百名中医临床家丛书·贺普仁》

【按语】

膏肓穴善治诸虚百损，贺老根据此穴的特点，在刺法上加以改进，用以治疗顽固性肩周炎，获得满意的临床疗效。

贺老刺法：刺膏肓穴时，用 3 寸 28 号毫针，进针前用手指揣穴，重按局部有酸楚快然之感，方可进针。刺时沿肩胛骨，向肩头部刺入 2~3 寸深，使肩周产生酸麻胀感。得气后行捻转补法，留针 30 分钟。局部配合火针点刺。

适用病症：肩周炎发病多在半年以上，肩痛、沉重，局部畏风怕凉，活动受限。伴乏力、气短、食欲不振等。

十七、秩边

（一）基础知识

【穴名释义】 秩，秩序也。边，止境、尽头。足太阳膀胱经背部诸穴自上而下依次排列，本穴为背部第 2 侧线上的最后一个穴位。

【定位】在骶区，横平第 4 骶后孔，骶正中嵴旁开 3 寸。

【主治】①腰腿痛，下肢痿痹；②痔疾，便秘，小便不利，阴痛。

【操作】直刺 1.5～2 寸。可灸。

【古代文献摘录】

《千金方》：秩边、包肓主癃闭下重，大小便难。

（二）验案举隅

郑魁山医案一

患者，男，34 岁，因左腿痛已 1 个多月，1972 年 11 月 11 日来我院就诊。

患者今年 10 月初突然左臀部和左腿疼痛，不能走路、弯腰。在某卫生所注射青霉素及针灸治疗后疼痛未能减轻，每遇阴天下雨病情加剧，不能翻身、蹲坐，迈步、咳嗽、打喷嚏时痛甚。检查：腰不能前屈，直腿抬高加强试验、拉赛格征阳性；左胞肓、秩边、委中、承筋、承山穴等处有明显压痛。

中医辨证系风寒湿侵袭足太阳膀胱经。

采用祛风散寒、疏通经络之法治之。

取左侧胞肓、秩边、承筋、承山穴埋线，7 天 1 次。

埋线 2 次后，疼痛基本消失。以后又按上穴减去承筋，继续埋线 2 次，治愈停诊。12 月 28 日复查，身体已恢复正常。

1973 年 1 月 30 日随访未复发。

——《中国百年百名中医临床家丛书·郑魁山》

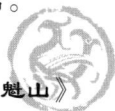

郑魁山医案二

患者，男，44 岁，腰腿痛 5 年，1962 年 7 月 6 日初诊。

患者在 20 岁时参军，行军作战比较劳累，以致精神体力很差。1957 年 7 月受风寒后，出现左腿痛，经部队某医院诊断为"坐骨神经痛"，经用电疗、水疗和针灸治疗后痊愈。1958 年春天复发，又用上述方法治疗，疼痛虽有减轻，但以后左腿外侧知觉迟钝，腿逐渐变细，变软，行走困难，每逢寒冷病情加重，近 1 周来疼痛加剧，行走、蹲坐，腰腿皆痛。检查：脊椎无畸形，腰部无红肿压痛，腰前屈 45° 时左侧臀部疼痛，后伸及侧弯不受影响；左腿肌肉萎缩，比右腿明显变细，左侧坐骨大孔处有明显压痛，并向大腿后侧放散，直腿抬举试验[①]阳性。舌苔淡黄，脉弦细。

中医辨证系肾气素虚，风寒外侵。

采用补肾壮腰、祛风散寒、疏通经络之法治之。

取双侧肾俞、关元俞，左秩边、飞扬，用烧山火法，不留针。

针治 2 次，疼痛减轻；针治 3 次时，蹲坐即不痛。上述穴位减肾俞，加环跳、阳陵泉，治疗至 8 月 15 日，针达 17 次时，上述症状消失，腰腿活动自如，直腿抬高试验[①]阴性，仅肌肉萎缩无明显进步而停诊。

3 个月后随访，未复发。

——《中国百年百名中医临床家丛书·郑魁山》

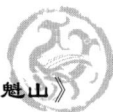

【注释】

①直腿抬举试验：患者平卧，医生一手按在患肢膝关节上，另一手将其下肢抬起，下肢保持伸直，正常情况下可以抬至 70°，如不到 30°，出现由上至下的放射痛，则为阳性。阳性者多见于坐骨神经痛。

【按语】

坐骨神经痛是由各种因素的刺激和压迫导致沿坐骨神经走行及其分布区域产生疼痛的一组综合征，疼痛呈放射性，从臀部向大腿后侧、小腿外侧及足背外侧放射。伴有直腿抬高试验阳性。

坐骨神经痛只是一组临床综合征，不是一个独立的疾病。多种疾病均可引起坐骨神经痛。根据其发病原因可分为原发性和继发性坐骨神经痛。原发性坐骨神经痛多由感染、中毒等直接损害坐骨神经所致。继发性坐骨神经痛较为多见，由坐骨神经通路周围的组织病变刺激、压迫或破坏坐骨神经引起的。如腰椎间盘突出、梨状肌综合征、盆腔肿瘤等疾病均可能引起坐骨神经痛。

坐骨神经痛属于中医腰腿痛范畴，本病的疼痛部位为足太阳膀胱经与足少阳胆经循行所过，故从此二经论治。

秩边位于腰臀部，深部有神经通过，可治疗坐骨神经痛引起的腰腿痛。郑魁山治疗坐骨神经痛经验：针秩边、阿是穴，用烧山火法，留针10～20分钟，或用腰椎穿刺针做穴位埋线。

郑魁山烧山火法操作：令患者自然地鼻吸口呼，随其呼气，用单指押手法将针进入天部，右手拇指向前连续飞3次或9次，以催其气至（若针下沉紧，则轻提1～2分或轻微回转以解除滞针）；再将针插至人部，操作方法与天部相同；然后将针急插至地部，仍按天部的方法操作。飞毕候到针下气至沉紧时，用针尖拉着有感应的部位，在1分上下的范围内急（重）插慢（轻）提3次，促其产生热感（如有热则用推法守气，促其热感放散传导；如无热感则将针退至天部，另行操作）。操作完毕，随患者吸气而缓慢将针拔出，急扣针孔。此法如在天部或人部操作时，就已经见到患者皮肤发热或出汗或自觉针穴附近甚至全身有热感时，则不必继续操作。留针与否根据病情而定。

十八、承筋

（一）基础知识

【穴名释义】承，承接。筋，指腓肠肌。本穴位于腓肠肌肌腹，足太阳经筋结于腓肠肌部，因此承筋为足太阳经筋所结之处，主治经筋病。

【定位】在小腿后区，腘横纹下5寸，腓肠肌两肌腹之间。

【主治】①痔疾；②腰腿拘急疼痛。

【操作】直刺1～1.5寸。可灸。

（二）验案举隅

张沛霖医案

余某，女，22岁。2006年3月27日初诊。

腰痛、屈伸不利1天。

初诊：昨日下午开车不慎致腰部疼痛，屈伸不利，无下肢疼痛，自贴云南白药膏无效。查体：舌质红，苔薄白，脉弦。神志清楚，面色痛苦，手扶助腰部，形体适中，扶入病房。

诊为：腰痹，瘀血阻滞证（急性腰扭伤）。患者为青年女性，因开车不慎而致腰部扭伤，局部气血受阻，瘀血阻滞经络，不通则痛。舌脉均为经络不通，气血受阻之象。

治法：疏通经络，活血祛瘀。

以少阳、太阳经穴位为主。处方：承筋、飞扬，待腰部痉挛松解后，再针阿是穴。采用泻法，留针时间15分钟，隔日1次，治疗2次。嘱避风寒，慎起居。

复诊：腰部疼痛明显减轻，活动较前明显灵活，但仍有局部微痛，瘀血去则经络通，气血得以运行，通则不痛，故疼痛明显缓解，活动灵活。续治以疏通经络，活血化瘀。先针承筋、悬钟，再针阿是穴、华佗夹脊，泻法，留针时间15分钟。经2次治疗，患者腰部疼痛痊愈，活动不受限。

——《当代名老中医典型医案集》（针灸推拿分册）

【医家简介】

张沛霖教授，男，1946 年毕业于上海新中国医学院。现任昆明市延安医院针灸科主任医师，硕士研究生导师，国家级名中医，享受国务院政府特殊津贴。擅长针灸治疗帕金森氏病，腰椎间盘突出，前列腺肿大，脑病后引发偏瘫、视神经萎缩、视网膜色素变性、痛风等，被卫生部推选为全国 500 名名老中医导师，被云南省人民政府授予"荣誉名中医"称号。发表论文 30 余篇、著作 2 本，获云南省政府科研奖及省卫生厅科技进步三等奖。

【按语】

此案之急性腰扭伤，为瘀血阻滞于局部。承筋位于腓肠肌肌腹部，为经筋所结之处，可以舒筋活络，治疗足太阳经筋循经所过的腰腿拘急疼痛。飞扬为足太阳经络穴，取之可以疏经通络、活血止痛，亦为治疗腰腿痛常用腧穴。

十九、承山

（一）基础知识

【穴名释义】承为承接。山，山谷。穴在腓肠肌两肌腹分开的下端凹陷处，其形若山谷。

【定位】在小腿后区，腓肠肌两肌腹与肌腱交角处，当伸直小腿或足跟上提时，腓肠肌肌腹下出现尖角凹陷处。

【主治】①痔疾，便秘；②腰腿拘急疼痛，足跟痛，脚气。

【操作】直刺 1～2 寸。可灸。

【古代文献摘录】

《针灸大全·马丹阳天星十二穴治杂病歌》：承山名鱼腹，腨肠分肉间，善治腰疼痛，痔疾大便难，脚气并膝肿，辗转战疼酸，霍乱及转筋，穴中刺便安。

《医宗金鉴》：承山主针诸痔漏，亦治寒冷转筋灵。

《肘后歌》：五痔原因热血作，承山须下病无踪。

《玉龙歌》：九般痔瘘最伤人，必刺承山效若神，更有长强一穴是，呻吟大痛穴为真。

《百症赋》：刺长强于承山，善主肠风新下血。

《灵光赋》：承山筋转并久痔。

（二）验案举隅

李世珍医案

韩某，女，37岁。1980年3月11日初诊。

主诉：痔疮多年，近3天出现肛门疼痛。

现在症：患痔疮多年，素来大便干结，便后带血。前天出现肛门剧痛向周围放射，不能转侧和弯腰，口干口苦。舌质红，苔黄干燥，脉略数。

痔漏科检查：12点哨兵痔，有鸡心形溃疡后联合部位。

辨证：大便秘结，肛门被排便时暴力扩张引起的肛裂。

治则：通便止痛。

取穴：针泻承山。

效果：1诊后疼痛明显减轻；2诊后大便不干，疼痛已止；3诊巩固疗效。

——《常用腧穴临床发挥》

【按语】

足太阳膀胱经经别入肛，本经之承山穴可以调理肛门部的气血，通肠疗痔，治疗痔疾、肛裂。《玉龙歌》曰："九般痔瘘最伤人，必刺承山效若神。"

张沛霖医案

宋某，女，36 岁，2006 年 2 月 8 日初诊。

左小腿酸胀疼痛 10 天。

初诊：10 天前左小腿受凉后感左下肢疼痛，近 2 天疼痛部位集中在左小腿后外侧，呈酸胀疼痛，疼痛致不能入睡。查体：左小腿后外侧有压痛。舌体淡红，舌苔白，脉濡。

诊为痹证（腓肠肌痉挛）。

证属经脉闭阻。此为寒湿侵袭太阳、少阳之脉，经脉闭阻，不通则痛。

治法：祛风散寒，除湿通络，取穴以太阳、少阳经穴位为主。

处方：承山、承筋、飞扬、足三里、光明，采用泻法，留针 20 分钟，隔日 1 次，10 次为 1 疗程。嘱患者注意局部保暖。

复诊：经 1 个疗程 10 次的针灸治疗，左小腿疼痛明显好转，仍有轻度麻木、无力。舌体淡红，舌苔薄白，脉濡。继以祛风散寒，除湿通络。取承山（双刺）、承筋、悬钟、飞扬，采用泻法，留针 20 分钟，隔日 1 次，10 次为 1 疗程，经治小腿疼痛已不明显。

——《当代名老中医典型医案集》（针灸推拿分册）

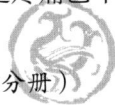

【按语】

小腿后外侧为腓肠肌所在，为足太阳、足少阳经循行所过之处，故局部痉挛疼痛当取此两经之腧穴治疗。其中承山、承筋位于腓肠肌上，擅长舒筋解痉，治疗腓肠肌痉挛之经筋病。

二十、飞扬（络穴）

基础知识

【穴名释义】足太阳膀胱经由承山穴沿着腓肠肌外侧头内缘斜行至本穴，有飞扬之势。

【定位】在小腿后区，昆仑直上7寸，腓肠肌外下缘与跟腱移行处。当承山下方1寸处。

【主治】①头痛，目眩，鼻塞，鼻衄；②腰背痛，腿软无力，筋急不能屈伸；③痔疾。

【操作】直刺1~1.5寸。可灸。

【古代文献摘录】

《医宗金鉴》：飞扬主治步艰难。

《百症赋》：目眩兮支正飞扬。

二十一、昆仑（经穴）

（一）基础知识

【穴名释义】昆仑，指山名。喻外踝尖突起如高山，穴在外踝高点之后。

【定位】在踝区，外踝尖与跟腱之间的凹陷中。

【主治】①头痛，项强，目眩，鼻衄；②腰痛，肩背拘急，足跟肿痛；③难产；④癫痫。

【操作】直刺0.5~0.8寸。

【古代文献摘录】

《针灸大全·马丹阳天星十二穴治杂病歌》：昆仑足外踝，跟骨上边寻，转筋腰尻痛，暴喘满冲心，举步行不得，一动即呻吟，若欲求安乐，须于此穴针。

《医宗金鉴》：足腿红肿昆仑主，兼治齿痛亦能安。

《肘后歌》：脚膝经年痛不休，内外踝边用意求，穴号昆仑并吕细，应时消散及时瘳。

《玉龙歌》：肿红腿足草鞋风，须把昆仑二穴攻，申脉太溪如再刺，神医妙绝起疲癃。

《胜玉歌》：踝跟骨痛灸昆仑，更有绝骨共丘墟。

《席弘赋》：转筋目眩针鱼腹，承山昆仑立便消。

《灵光赋》：住喘却痛昆仑愈。

（二）验案举隅

贺普仁医案

武某，男，66岁。

主诉：双足跟痛半年余，加重1个月。

半年前不明原因发现左足跟疼痛，行走后加重，1个月后右足跟疼痛，行走困难，严重时双足不能着地。现症见：双足跟隐痛，纳可，眠可，二便调。望诊：舌淡红，少苔。切诊：脉沉细。

辨证：肾阴不足，经络不畅，足跟不荣。

治则：补肾通络，调和气血。

取穴：昆仑、太溪、阿是穴。

刺法：火针点刺。

治疗2次后好转，10余次治疗后痊愈。

——《中国百年百名中医临床家丛书·贺普仁》

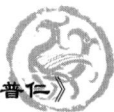

【按语】

足跟痛多见于中老年人，骨质增生、跟腱损伤、跟腱炎等均可导致足跟痛。中医认为，肾气不足、精血亏虚，足部筋脉失养，或寒湿凝滞于局部，均可导致足跟部筋脉不畅而发病。足太阳经筋结于足跟，昆仑穴位于足跟经筋所结之处，刺之可以激发太阳经气，荣养经筋；足少阴经筋亦结于足跟，太溪为足少阴肾经原穴，亦为经筋之所结，可以滋阴益肾而养筋。火针疗法加强了补益通经之力。

二十二、申脉（八脉交会穴，通阳跷）

基础知识

【穴名释义】 申，屈伸。穴为八脉交会穴，通于阳跷，有屈伸跷健之意。

【定位】 在踝区，外踝尖直下，外踝下缘与跟骨之间凹陷中。

【主治】 ①头痛，眩晕，失眠，嗜卧，癫狂痫；②目赤痛，眼睑下垂；③腰腿痛，项强脊痛，足外翻。

【操作】 直刺 0.3～0.5 寸。可灸。

【古代文献摘录】

《医宗金鉴》：昼发痫证治若何，金针申脉起沉疴，上牙疼兮下足肿，亦针此穴自平和。

《针灸聚英·八脉八穴治症歌》：腰背屈强腿肿，恶风自汗头疼，雷头赤目痛眉棱，手足麻挛臂冷。吹乳耳聋鼻衄，痫癫肢节烦憎，遍身肿满汗头淋，申脉先针有应。

《标幽赋》：头风头痛，刺申脉与金门。

《玉龙歌》：肿红腿足草鞋风，须把昆仑二穴攻，申脉太溪如再刺，神医妙绝起疲癃。

《玉龙赋》：太溪、昆仑、申脉，最疗足肿之迍。

《针灸聚英》：洁古曰：痫病昼发，灸阳跷。

二十三、至阴（井穴）

（一）基础知识

【穴名释义】至为到达。阴指足少阴经。穴为膀胱经最后一个腧穴，脉气由此交接于足少阴肾经。

【定位】在足趾，小趾末节外侧，趾甲根角侧后方 0.1 寸。

【主治】①胎位不正，难产，胞衣不下；②头痛，目痛，鼻塞，鼻衄。

【操作】浅刺 0.1 寸或点刺出血。胎位不正用灸法。可灸。

【古代文献摘录】

《肘后歌》：头面之疾针至阴。

《席弘赋》：脚膝肿时寻至阴。

《百症赋》：至阴屋翳，疗痒疾之疼多。

《玉龙赋》：至阴却疸，善治神疲。

（二）验案举隅

贺普仁医案一

齐某，28 岁。怀孕 31 周，产前检查为横位。无特殊不适。治疗前，让患者排尿，松解裤带，取双侧至阴穴，同时艾条悬灸，调整与皮肤的距离，以局部潮红而患者不感灼痛为度，约 20 分钟，每日 1 次。灸治 6 次后，产前检查，胎位已恢复正常。

——《中国百年百名中医临床家丛书·贺普仁》

【按语】

胎位不正是指孕妇在妊娠28周以后，产科检查发现胎位异常。28周以后胎儿体位应为枕前位，即头部朝下，为正常胎位。若是横位、臀位、足位等均为胎位不正。胎位不正是导致难产的主要原因之一。

中医认为气血虚弱、气滞血瘀、临产惊恐等原因均可以导致胎位不正。

至阴为足太阳膀胱经之井穴，五行属金，足太阳属水，金生水，本穴为本经之母穴，"虚则补其母"，可以补益本经之虚。足太阳膀胱经络于肾，胞脉系于肾，因此，艾灸此穴可以温暖下元，助胞脉运行气血，加强胎儿的运动功能，纠正胎位。

张仲文医案

张仲文疗横产先出手，诸符药不捷，灸右脚小指尖头三壮，炷如小麦，下火立产。

——《针灸资生经》

【按语】

至阴穴为催产的要穴，艾灸此穴健运胞宫气血，加强胎儿的运动功能，治疗难产、胞衣不下等。临床常用艾条悬灸或麦粒灸法施治。

贺普仁医案二

李某，女，46岁。

右后头痛5年，时轻时重，近来因工作劳累发作频繁。伴头晕，低头时加重，食欲不振，二便正常。舌苔白，脉沉细。

辨证为操劳过度，气血阻滞太阳经所致。

治以疏风散寒，调和气血，通达经络。

针刺至阴，治疗 4 次而愈。

——《中国百年百名中医临床家丛书·贺普仁》

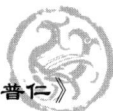

【按语】

此案为后头痛的病例，后头为太阳经循行所过之处，故取太阳经之井穴至阴治疗。《肘后歌》亦云："头面之疾针至阴。"

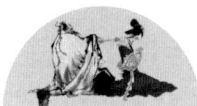

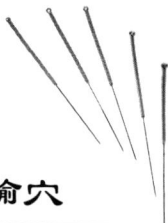

第八章　足少阴肾经腧穴

一、涌泉（井穴）

（一）基础知识

【穴名释义】穴为足少阴之井穴，位于足心凹陷之处。喻经脉之气初出如泉水涌于地下。

【定位】在足底，屈足卷趾时足心最凹陷中（当足底第2、3趾蹼缘与足跟连线的前 1/3 与后 2/3 的交点处）。

【主治】①头顶痛，眩晕，昏厥，癫狂，小儿惊风，失眠；②便秘，小便不利；③咽喉肿痛，舌干，失音；④足心热。

【操作】直刺 0.5 ~ 1 寸。斜刺时要防止刺伤足底动脉。可灸。

【古代文献摘录】

《医宗金鉴》：涌泉主刺足心热，兼刺奔豚疝气疼，血淋气痛疼难忍，金针泻动自安宁。

《肘后歌》：顶心头痛眼不开，涌泉下针定安泰。

《席弘赋》：鸠尾能治五般痛，若下涌泉人不死。

《席弘赋》：小肠气撮痛连脐，速泻阴交莫在迟，良久涌泉针取气，此中玄妙少人知。

《肘后歌》：伤寒痞气结胸中，两目昏黄汗不通，涌泉妙穴三分许，速使周身汗自通。

《百症赋》：行间涌泉主消渴之肾竭。

《百症赋》：湿寒湿热下髎定，厥寒厥热涌泉清。

《玉龙歌》：传尸劳病最难医，涌泉出血免灾危。

《灵光赋》：足掌下去寻涌泉，此法千金莫妄传。此穴多治妇人疾，男蛊女孕两病痊。

（二）验案举隅

淳于意医案

故济北王阿母，自言足热而懑。意告曰：热厥也。即刺其足心各三所，按之无出血，病旋已。

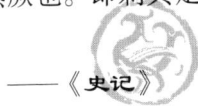

——《史记》

【医家简介】

淳于意（约前205—？），齐临淄（今山东淄博东北）人，西汉初期著名医学家。淳于意曾任齐国太仓长，史称"太仓公"，简称"仓公"。曾从公孙光学医，并从公乘阳庆学黄帝、扁鹊脉书。精医道，辨证审脉，治病多验。《史记》记载了他的25例医案，称为《诊籍》，是中国现存最早的病史记录。

【按语】

厥分为热厥和寒厥。足热而懑，为水亏火旺之热厥。涌泉为足少阴之井，名之为涌泉，犹如天一之水由地下涌出，刺之以收滋补肾水之效，肾水上达而虚火自降。

李时珍医案

李时珍治一妇人衄血。一昼夜不止，诊治不效。令捣蒜敷足心，即时遂愈。

——《续名医类案》

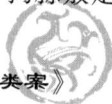

田从豁医案

1980年田从豁到日内瓦参加抢救著名画家何赛。患者心肺衰竭合并肺、泌尿系感染，已经抢救1个月，高烧不退，深度昏迷。

田老先予安宫牛黄、紫雪散，患者体温开始下降，2天后烧退。后因气管插管将气管划破，大量咯血，再次昏迷，西药止血药无效，田老针刺孔最穴，患者情况好转，咯血量少，又用大蒜泥贴敷涌泉穴，15分钟后不再咯血，1小时后取下蒜泥。观察15天未再咯血。

——《中国百年百名中医临床家丛书·田从豁》

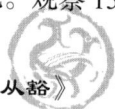

【按语】

贴蒜泥法是穴位贴敷法的一种，即将大蒜（最好是紫皮独头蒜）10g，去皮洗净，捣烂如泥状。每次取3～5g，贴于穴位上，一般贴1～3小时，以皮肤发痒、发赤、起泡为度。

大蒜泥贴敷于涌泉穴可以清上焦火热，引火下行，可用于治疗咯血、鼻衄等病。

二、太溪（原穴，输穴）

（一）基础知识

【穴名释义】太，大也。溪，山间之溪谷。穴位于内踝与跟腱之间的大凹陷中，故名太溪。

【定位】在踝区，内踝尖与跟腱之间的凹陷中。

【主治】①月经不调，遗精，阳痿，小便频数，消渴，泄泻；②头痛，目眩，耳聋，耳鸣，咽喉肿痛，齿痛，失眠，健忘；③咳喘，咯血；④腰脊痛，下肢痿痛厥冷，下肢不遂，内踝及足跟肿痛。

【操作】直刺 0.5~1 寸。可灸。

【古代文献摘录】

《针灸大成·肾之主膀胱客》：脸黑嗜卧不欲粮，目不明兮发热狂，腰痛足疼步艰履，若人捕获难躲藏，心胆战兢气不足，更兼胸结与身黄，若欲除之无更法，太溪飞扬取最良。

《医宗金鉴》：太溪主治消渴病，兼治房劳不称情，妇人水蛊胸胁满，金针刺后自安宁。

《玉龙歌》：肿红腿足草鞋风，须把昆仑二穴攻，申脉太溪如再刺，神医妙绝起疲癃。

《玉龙赋》：太溪、昆仑、申脉，最疗足肿之迍。

《通玄指要赋》：牙齿痛，吕细堪治。

（二）验案举隅

贺普仁医案

李某，男，65岁。

牙痛 1 天。

昨日开始左上侧牙痛，疼痛隐隐，时作时息。患者恐惧拔牙而不愿到口腔科就诊，而要求针灸止痛。望诊：舌红，少苔。切诊：脉弦细。

辨证：肾阴不足，虚火上炎。

治则：滋阴补肾，通络止痛。

取穴：患侧颊车，双侧合谷、太溪。

刺法：太溪用补法，余穴用泻法，留针 30 分钟。

针刺后，疼痛有所减轻，共治疗两次，牙痛消失。

——《中国百年百名中医临床家丛书·贺普仁》

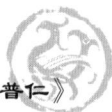

【按语】

手阳明经入于下齿，足阳明经入上齿中，故取此二经之颊车、合谷以通络止痛。此案由肾阴不足，虚火上炎，牙龈隐痛，故选用足少阴肾经之原穴太溪穴滋阴益肾，为治本之法。

田从豁医案

张某，男，45 岁，1998 年 9 月 27 日初诊。

主诉：遗精 1 年。

现病史：患者 1 年前因工作疲劳出现遗精，隔 2～3 日 1 次，量 7～8mL 左右，每因疲劳加重，休息缓解，曾服用六味地黄丸，效果不佳。半年前曾针灸治疗，明显好转，遗精 7～8 天 1 次，疲劳减轻，由于间断治疗病情反复。现 4～5 天遗精 1 次。气短、乏力，汗出较多，腹部坠胀。时有耳鸣，腰膝酸软，精神倦怠，夜寐不安，入睡困难，易醒。饮食少，二便正常。舌淡有齿痕，苔薄白，脉弱无力。

西医诊断：遗精。

中医诊断：遗精（脾肾阳虚）。

治则：益肾健脾，温阳固涩。

处方：肾俞、关元俞、志室、太溪、三阴交、足三里。针用补法，腰骶部用艾盒温灸。

治疗经过：每周治疗 3 次。治疗 2 次后患者未再遗精，气短、汗出、乏力均减轻，仍有腰酸、耳鸣、夜寐不安。治疗 8 次后一直未有遗精，仅有轻度腰酸、耳鸣。继续巩固治疗 10 次。

后随访半年未复发。

——《中国百年百名中医临床家丛书·田从豁》

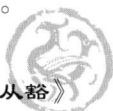

【按语】

遗精是指不经性生活而精液频繁遗泄的病症。有梦而遗精，称为"梦遗"；无梦而遗精，甚至清醒时精液流出，称为"滑精"。

此案的病机为肾阳虚衰，精关不固，取足太阳膀胱经之肾俞、关元俞、志室三穴，运用补法，温肾助阳，益火之源，以振奋阳气。阴阳互根互用，孤阴不生，独阳不长，"善补阳者，必于阴中求阳"，故在温阳之外，用肾经之原穴太溪滋阴益肾，则阳得阴助而生化无穷。配以足三里、三阴交，健脾土以助肾水，此为补土生水法。

三、照海（八脉交会穴，通阴跷脉）

（一）基础知识

【穴名释义】照，同昭，明显之意。海为水归聚之处。穴为八脉交会通于阴跷，又为足少阴脉气归聚之处。喻穴处脉气阔大如海。

【定位】在踝区，内踝尖下 1 寸，内踝下缘边际凹陷中。

【主治】①月经不调，痛经，带下，阴挺，阴痒，小便频数，癃闭；②咽喉干痛，目赤肿痛；③痫证，失眠。

【操作】直刺 0.5～0.8 寸。可灸。

【古代文献摘录】

《医宗金鉴》：照海穴治夜发痉，兼疗消渴便不通。

《针灸聚英·八脉八穴治症歌》：喉塞小便淋涩，膀胱气痛肠鸣，食黄酒积腹脐并，呕泻胃翻便紧。难产昏迷积块，肠风下血常频，膈中快气气核侵，照海有功必定。

《席弘赋》：咽喉最急先百会，太冲照海及阴交。

《标幽赋》：必准者，取照海治喉中之闭塞。

《玉龙歌》：大便闭结不能通，照海分明在足中，更把支沟来泻动，方知妙穴有神功。

《玉龙赋》：照海、支沟，通大便之秘。

《玉龙赋》：取内关与照海，医腹疾之块。

《席弘赋》：若是七疝小腹痛，照海阴交曲泉针。

《聚英》：洁古曰：痫病夜发，灸阴跷，照海穴也。

《百症赋》：大敦照海患寒疝而善蹇。

（二）验案举隅

贺普仁医案一

马某，女，13 岁。

主诉：扁桃体肥大已四五年。

病史：患者四五年来扁桃体肥大，常常感冒，咽喉肿胀发热，每次均需注射青霉素方能奏效。近 3 日来自觉咽喉略有疼痛，口干不欲饮。望诊：舌红苔薄黄。切诊：脉细。查体：咽两侧扁桃体肥大，略红。

辨证：体内蕴热日久，耗伤阴液，壅滞经络。

治则：泄热护阴，通经利咽。

取穴：照海、阿是穴（肿大之乳蛾）。

刺法：以毫针刺照海穴，火针点刺肿大之乳蛾，有恶血流出时，将其咯出，后用净水漱口。

患者每周治疗两次，共治疗 3 次，肿大之乳蛾消失，咽痛缓解。

　　　　　　　　——《中国百年百名中医临床家丛书·贺普仁》

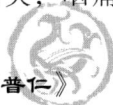

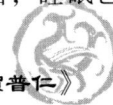

【按语】

照海穴为肾经腧穴，又为八脉交会通于阴跷。足少阴经与阴跷脉皆上行达于咽喉处。本穴可以益肾阴清虚火，治疗虚火上炎之咽喉肿痛。《标幽赋》曰："取照海治喉中之闭塞。"配局部放血可以泻血分热毒。

贺普仁医案二

陈某，女，49 岁。

失眠 2 月余。

无明显诱因而出现入睡困难，入睡后梦多，易醒，每晚断续睡眠不足 3 小时。伴有心慌，耳鸣，口干，腰膝酸软等症。

诊断：不寐。

辨证：阴虚火旺，心肾不交。

治法：滋阴降火，交通心肾。

取穴：心俞、肾俞、照海。

刺法：心俞用补法，余穴用泻法。

患者当晚顺利入睡，持续近 6 小时。治疗 10 次后，睡眠已正常。

　　　　　　　　——《中国百年百名中医临床家丛书·贺普仁》

【按语】

照海穴为八脉交会穴，通于阴跷，阴跷行至目内眦，司目之开阖，与人的睡眠相关，可宁心安神治疗失眠，又为肾经腧穴，可益肾阴、清虚火。取心俞、肾俞以交通心肾。

四、复溜（经穴）

（一）基础知识

【穴名释义】复，返还。溜，流也。足少阴脉气由涌泉，经然谷、太溪，下行大钟、水泉、照海后，复从太溪直上流入本穴。

【定位】在小腿内侧，内踝尖上 2 寸，跟腱前缘。

【主治】①水肿，腹胀，癃闭，泄泻；②盗汗，热病无汗或汗出不止；③下肢痿痹。

【操作】直刺 0.5～1 寸。可灸。

【古代文献摘录】

《医宗金鉴》：复溜血淋宜平灸，气滞腰疼贵在针，伤寒无汗急泻此，六脉沉伏即可伸。

《肘后歌》：当汗不汗合谷泻，自汗发黄复溜凭。

《玉龙歌》：无汗伤寒泻复溜，汗多宜将合谷收，若然六脉皆微细，金针一补脉还浮。

《席弘赋》：复溜气滞便离腰。

《胜玉歌》：脚气复溜不须疑。

《肘后歌》：疟疾三日得一发，先寒后热无他语，寒多热少取复溜，热多寒少用间使。

《肘后歌》：伤寒四肢厥逆冷，脉气无时仔细寻，神奇妙穴真有之，复溜半寸顺骨行。

《百症赋》：复溜祛舌干口燥之悲。

（二）验案举隅

孙晏如医案

老友孙晏如，曾为南通东乡许某治病。许某身体素健，得伤寒症，项强身热恶寒，服重剂表药，仍复无汗，乃为泻风门两穴，又刺通里、复溜，然后泻合谷，历十分钟之久，而大汗出矣。

——《承淡安针灸师承录》

【医家简介】

孙晏如（1904—1962），原名希邈，字晏如，江苏南通市人。曾担任江苏省中医进修学校（南京中医药大学前身）教员，南京中医学校附设针灸实验医院第一研究室主任。擅长内科、针灸，对妇科造诣亦深，业医30余年，驰誉甚远。曾参加编撰承淡安先生的《中国针灸治疗学》。

【按语】

此案为风寒客表之外感表证，风寒邪气太盛，用表药未能发汗，故用针灸疗法助之。

风门为风邪出入之地，善驱散风寒。汗为心之液，通里为心经之络穴，经气直通于心，刺之可补心气、益心阳，有助于汗液的生成与排泄。复溜可以益肾而通利水道。《采艾编》曰："复溜，言汗出不止，溜而可复；水病不渗，复而可溜。"本穴对于水液代谢有双向调节作用。水液不出之水肿、癃闭、无汗等病可以使水湿流通；泄泻、盗汗、汗出不止之类又可使其止而不流。此案为热病无汗，用之可以发汗。合谷为手阳明之原穴，功擅发汗解表。合谷、复溜配合常用于汗证的治疗。《针灸大成》曰："少汗，先补合谷，次泻复溜；多汗，先泻合谷，次补复溜。"诸穴合用，共奏散寒发汗解表之功。

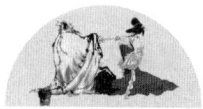

第九章　手厥阴心包经腧穴

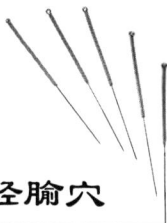

一、曲泽（合穴）

（一）基础知识

【穴名释义】曲为屈曲。泽，水之汇聚处。为本经合穴，五行属水，微微屈膝可得。

【定位】在肘前区，肘横纹上，肱二头肌腱的尺侧缘凹陷中。

【主治】①心痛，心悸，善惊；②胃痛，呕吐，泄泻；③暑热病；④肘臂挛痛。

【操作】直刺 1～1.5 寸；或点刺出血。可灸。

【古代文献摘录】

《医宗金鉴》：曲泽主治心痛惊，身热烦渴肘掣疼，兼治伤寒呕吐逆，针灸同施立刻宁。

《百症赋》：少商曲泽，血虚口渴同施。

（二）验案举隅

贺普仁医案

薛某，男，7 岁。

呕吐、腹泻 2 天。

患者无明显诱因突然出现恶心、呕吐、腹痛、腹胀、腹泻，大便呈水样，不能进食。伴有精神萎靡，周身乏力，低热。已用消炎药静点，效果不明显。望诊：面色萎黄，舌淡红，苔白稍腻。切诊：脉弦细数。

辨证：感受时疫，胃肠积滞。

治则：除湿逐疫，升清降浊，调和肠胃。

取穴：曲泽、委中。

刺法：三棱针缓刺法放血。

治疗当日，未再呕吐，腹泻次数减少，治疗 2 次而愈。

——《中国百年百名中医临床家丛书·贺普仁》

【按语】

曲泽为心包经之合穴，心包经联系上中下三焦，可以调节气机逆乱，调和肠胃。临床常运用三棱针放血法治疗急性吐泻。

二、间使（经穴）

（一）基础知识

【穴名释义】穴位于两筋之间，故名间。使为使臣之意。本穴为心包经穴，心为君主之官，心包为臣使之官，代心受邪，代心行令。

【定位】在前臂前区，腕掌侧远端横纹上3寸，掌长肌腱与桡侧腕屈肌腱之间。

【主治】①心痛，心悸；②胃痛，呕吐；③热病，疟疾；④癫狂痫。

【操作】直刺0.5~1寸。可灸。

【古代文献摘录】

《医宗金鉴》：间使主治脾寒证，九种心疼疟渴生，兼治瘰疬生项下，左右针灸自然平。

《千金方》：狂邪发无常，被头大唤欲杀人，不避水火及狂言妄语，灸间使三十壮。

《神灸经纶》：狂言不避水火：间使、百会。

《肘后歌》：狂言盗汗如见鬼，惺惺间使便下针。

《灵光赋》：水沟间使治邪癫。

《百症赋》：天鼎间使，失音嗫嚅而休迟。

《肘后歌》：疟疾寒热真可畏，须知虚实可用意；间使宜透支沟中，大椎七壮合圣治；连日频频发不休，金门刺深七分是。疟疾三日得一发，先寒后热无他语，寒多热少取复溜，热多寒少用间使。

《玉龙赋》：间使剿疟疾。

《胜玉歌》：五疟寒多热更多，间使大杼真妙穴。

（二）验案举隅

黄竹斋医案

乔某，女，59岁。

1957年10月5日下午6时在宿舍昏倒，不会说话，两目直视，神志昏迷，喉中痰鸣，脉大而紧。

黄老诊为痰厥风癔。

治疗：针刺间使、人中，稍觉醒省，抬送病房，服苏和香丸 1 丸，涤痰汤 1 剂，6 小时后始能说话。翌日服涤痰汤 1 剂。

结果：7 日痊愈，午间行走出院。

——《黄竹斋针灸医案选编》

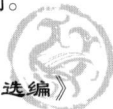

【医家简介】

黄竹斋（1885—1960），陕西临潼人，中医内科和针灸学家。自学成才，学识渊博。新中国成立后，担任卫生部中医研究院附属西苑医院针灸科主任。

在学术上，尊古不泥，勇于探索，主张中西医团结合作。在仲景学说、针灸学、文献医史等研究方面，成绩甚著。诊疗工作中，独具匠心，尤以针药并施治疗中风偏瘫疗效突出。

【按语】

癔病，精神病的一种，发病多与心理因素相关，可以呈现不同的临床症状：如突然发作的哭笑、打滚、叫喊、昏厥、瘫痪、失语、失明等，检查无器质性病变。此类病人中医多辨之为痰蒙心窍。间使为心包之经穴，可以清热化痰、宁心安神；人中为急救之常用穴。配苏合香丸、涤痰汤以化痰醒神开窍。

三、内关（络穴，八脉交会穴、通阴维脉）

（一）基础知识

【穴名释义】内，指内脏。关，出入之要地。八脉交会通于阴维，阴维维系、联络全身诸阴经，阴维为病在脏，本穴善治内脏病，故名内关。

【定位】在前臂前区，腕掌侧远端横纹上2寸，掌长肌腱与桡侧腕屈肌腱之间。

【主治】①心痛，心悸，胸闷，胸痛；②胃痛，呕吐，呃逆；③胁痛，胁下痞块；④中风，失眠，眩晕，郁证，癫狂痫，偏头痛；⑤热病；⑥肘臂挛痛。

【操作】直刺0.5~1寸。可灸。

【古代文献摘录】

《医宗金鉴》：内关主刺气块攻，兼灸心胸胁痛疼，劳热疟疾审补泻，金针抽动立时宁。

《针灸聚英·八脉八穴治症歌》：中满心胸痞胀，肠鸣泄泻脱肛，食难下膈酒来伤，积块坚横胁抢。妇女胁疼心痛，结胸里急难当，伤寒不解结胸膛，疟疾内关独当。

《标幽赋》：胸满腹痛刺内关。

《席弘赋》：肚疼须是公孙妙，内关相应必然瘳。

《玉龙歌》：腹中气块痛难当，穴法宜向内关防。

《玉龙赋》：取内关与照海，医腹疾之块。

《难经》：阴维为病苦心痛。

《拦江赋》：胸中之病内关担。

《百症赋》：建里内关，扫尽胸中之苦闷。

（二）验案举隅

贺普仁医案一

于某，男，39岁。

胸闷半年余。

半年多来，患者经常感到胸闷、憋气，休息后可缓解，紧张、劳累时加重。行心电图检查，诊断为"心肌缺血"。纳差，眠安，二便调。望诊：舌淡暗，苔薄白。切诊：脉弦细。

辨证：心阳不振，气虚血瘀。

治则：振奋心阳，补气活血。

取穴：内关透郄门。

刺法：3～4寸毫针刺，行补法，内关向斜上方刺。

针刺后，患者自觉周身舒适，胸部豁朗。治疗5次，已未再发作胸闷等症，劳累后亦未觉不适。

——《中国百年百名中医临床家丛书·贺普仁》

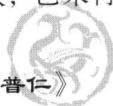

【按语】

内关穴为心包经之络穴，长于通心络、止痹痛；郄门为心包经之郄穴，善治急症，可治胸痹心痛。二穴相配可以有效缓解胸痛、胸闷、心慌等症，贺老常用之治疗多种急慢性心脏病，如冠心病、心绞痛、房颤、心律不齐等。

实验证实，针刺内关穴可以使冠状动脉的血流增加，使心肌得到更多的血液供应，使心肌缺血恢复正常，坏死范围缩小。

贺普仁医案二

王某，女，25岁。

主诉：呃逆1年半。

无明显诱因1年半前开始出现呃逆，经常发作。伴嗳气、腹胀。纳食可，但食后胃脘不舒。大便干，3日1行。月经错后3天。望诊：舌淡暗，苔薄白。闻诊：呃逆声频。切诊：脉弦滑。

辨证：肝郁不舒，胃气上逆。

治则：疏肝理气，和胃降逆。

取穴：内关。

刺法：毫针刺，平补平泻法，留针10分钟。每日针治1次。初诊术者将针刺入内关，施用手法后，患者呃逆停止，留针10分钟内，呃逆未再发作。

2 诊时患者诉当天呃逆复发，但次数和程度均有所减轻。取穴、刺法不变。3 诊时，患者诉呃逆已减过半。共治疗 5 次，呃逆消失，临床告愈。

——《中国百年百名中医临床家丛书·贺普仁》

【按语】

内关善降胃气，为治疗呕吐、呃逆之要穴。

贺普仁医案三

庞某，男，28 岁。

胃脘痛 1 年，伴大便稀，经胃镜检查后诊为"浅表性萎缩性胃炎"，常服各种药物效果不佳。患者表现为胃脘隐痛，嗳气频频，腹胀明显，不欲饮水、不欲食，尿少而黄，大便不成形，面黄消瘦。舌苔白，脉弦细。

辨证为肝失条达，木郁克土，中焦气滞，发为胃痛。

治以疏肝理气，调理中土，通经止痛。

泻内关，补足三里，留针 20 分钟，每日治疗 1 次。刺后痛止，嘱继续来诊。

1 诊后患者诉回家后胃痛复发，疼痛程度明显减轻。针穴不变。3 诊后疼痛消失，嗳气、胃胀均有好转。纳食可，大便已成形。经 10 余次治疗，患诸症消失，纳可，二便调，临床告愈。

——《中国百年百名中医临床家丛书·贺普仁》

【按语】

内关可和胃止痛，兼以和降胃气，尤擅治疗伴有胃气上逆之胃痛。足三里为胃之下合穴，健脾和胃。二穴是治疗胃痛之常用配穴。

（三）靳瑞经验

靳瑞教授之"痫三针"：内关、申脉、照海。刺法：内关直刺，申脉、照海为向足底方向斜刺。"痫三针"主要用于治疗癫痫。内关为心包络穴，用之可以宁心安神。申脉、照海分属阳跷、阴跷，癫痫病与跷脉相关，发作时四肢抽搐，机体有失跷健，故取申脉、照海可以治疗癫痫。

四、大陵（输穴，原穴）

（一）基础知识

【穴名释义】陵，丘陵。穴在两筋之间，腕骨隆起之处后方，喻骨隆起如大丘陵。

【定位】在腕前区，腕掌侧远端横纹中，掌长肌腱与桡侧腕屈肌腱之间。

【主治】①心痛，心悸；②喜笑悲恐，癫狂痫，疮疡；③胃痛，呕吐；④胸胁满痛；⑤臂、手腕痛。

【操作】直刺 0.3～0.5 寸。可灸。

【古代文献摘录】

《医宗金鉴》：大陵一穴何专主，呕血疟疾有奇功。

《玉龙歌》：口臭之疾最可憎，劳心只为苦多情，大陵穴内人中泻，心得清凉气自平。

《玉龙歌》：心胸之病大陵泻，气攻胸腹一般针。

《玉龙赋》：劳宫、大陵，可治心闷疮痍。

《玉龙歌》：腹中疼痛亦难当，大陵外关可消详。

（二）验案举隅

肖少卿医案

谈某，女，46 岁，住江宁县，1981 年 7 月 18 日诊。

自述左手指麻木疼痛，指关节肿胀，不能握拳，每遇阴雨天气，病情更为加重。脉象浮缓，舌苔白腻。

中医诊断为痹证，治宜通经活血，宣痹镇痛。

乃取大陵、八邪、内关透外关。毫针刺，用泻法，加灸。每日 1 次，10 次为 1 疗程。

经针灸 5 次后，指麻、疼痛减轻；继针 5 次后，手指肿胀已退，麻木已除。再针 3 次，以巩固之。共针灸 13 次，而告痊愈。

——《中国针灸处方学》

【按语】

肖少卿经验方：通经活血宣痹方。取穴：大陵、八邪、内关透外关。刺法：毫针针刺，八邪加艾条灸。功能：通经活血宣痹，主治腕管综合征。

腕管综合征是指由于腕管内容积减少，腕管内容物增大或增多，使腕管内压力增高，正中神经在管内受压而形成的综合征。表现为桡侧 3 ~ 4 个手指麻木疼痛，鱼际肌萎缩，肌力减退，正中神经分布区感觉迟钝。

腕管综合征患者手指麻木疼痛，不能握拳，当属手厥阴心包经病变，大陵为心包经输穴，"输主体重节痛"，该穴又位于腕关节上，可以通经活络、止痹痛。配内关透外关，两穴均为脉气运行之关口，取之行气活血，通经活络。八邪穴位于指掌关节处，搜风宣痹。

五、劳宫（荥穴）

（一）基础知识

【穴名释义】劳，劳作。宫，室也。穴在手掌中，劳动时把握之处。

【定位】在掌区，横平第3掌指关节近端，第2、3掌骨之间偏于第3掌骨。简便取穴法：握拳，中指尖下是穴。

【主治】①中风昏迷，中暑；②心痛，烦闷，癫狂痫；③口疮，口臭；④鹅掌风。

【操作】直刺0.3～0.5寸。可灸。

【古代文献摘录】

《医宗金鉴》：痰火胸痛刺劳宫，小儿口疮针自轻，兼刺鹅掌风证候，先补后泻效分明。

《圣惠方》：小儿口有疮蚀龈烂，臭秽气冲人，灸劳宫二穴，各一壮。

《玉龙赋》：劳宫、大陵，可治心闷疮痍。

《百症赋》：治疸消黄，谐后溪劳宫而看。

（二）验案举隅

贺普仁医案一

王某，女，45岁。

主诉：口腔溃疡反复发作7年。

病史：7年前，因为发热而出现口腔溃烂，经治疗后症状好转，但反复发作，且日渐加重。近来整个口腔呈黄白色溃疡面，因疼痛不能说话，不能进食，身体日渐消瘦，二便正常。望诊：面黄无华，舌质红，苔薄白。切诊：脉沉细无力。

辨证：素体虚弱、虚火上炎，耗损阴液。

治则：养阴清热，泻火祛腐。

取穴：劳宫、照海。

刺法：以毫针刺入穴位，刺入 5 分深，先补后泻，先针照海穴行九六之补法，后针劳宫穴行九六之泻法。留针 30 分钟。

针后 4 小时，病人疼痛大减，可进食水，次日，已能说话。2 诊后，溃疡面缩小，疼痛轻微。6 诊后，溃疡面痊愈。

——《中国百年百名中医临床家丛书·贺普仁》

【按语】

此案运用足少阴肾经之照海穴，补之可以滋养肾阴、清降虚火而利口舌，正所谓"壮水之主，以制阳光"。劳宫为心包经之荥穴，泻之可以清上焦心火而治疗口舌生疮。

贺普仁医案二

张某，男，59 岁。

双手掌起疹 16 年，加重 2 个月。

16 年来，手掌经常起小湿疱疹，奇痒难忍，时有溃烂流水，时好时发，近 2 月来加重。纳食可，二便正常。望诊：双手掌潮红，掌面起满小疱疹，流黄水。舌淡红，苔薄白。切诊：脉沉。

诊断：湿疹。

辨证：湿毒浸淫肌肤。

治则：化毒解肌。

取穴：劳宫。

刺法：以 1 寸毫针刺，刺入 5 分深，行泻法。

经 16 次治疗，湿疹消退，不痒，不流水，双手掌皮肤基本正常。

3年后追访，一直未再发作。

——《中国百年百名中医临床家丛书·贺普仁》

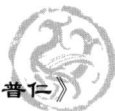

【按语】

劳宫穴位于掌中，可以治疗掌中热，另外对于手掌的痛痒、皮疹亦有良效。

（三）靳瑞经验

靳瑞教授之"手智针"：劳宫、神门、内关。刺法：均为直刺。"手智针"多用于治疗小儿智力低下、多动症、癫痫、失眠。心藏神，心包代心受邪，故选心包经与心经的腧穴治疗心神的病变。

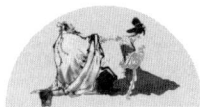 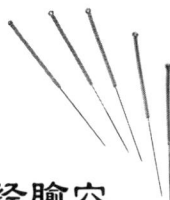

第十章　手少阳三焦经腧穴

一、液门（荥穴）

（一）基础知识

【穴名释义】穴为三焦经穴，三焦为决渎之官，水道出焉。三焦经荥穴，五行属水。穴在无名指与小指之间的凹陷，两指分开如门。

【定位】在手背部，当第4、5指间，指蹼上方赤白肉际凹陷处。

【主治】①头痛，目赤，耳鸣，耳聋，喉痹；②疟疾；③手臂肿痛。

【操作】直刺0.3～0.5寸。可灸。

【古代文献摘录】

《医宗金鉴》：液门主治喉龈肿，手臂红肿出血灵，又治耳聋难得睡，刺入三分补自宁。

《百症赋》：喉痛兮液门鱼际去疗。

《玉龙歌》：手臂红肿连腕疼，液门穴内用针明。

《玉龙赋》：手臂红肿，中渚、液门要辨。

（二）验案举隅

贺普仁医案

齐某，女，49岁。

患者于40天前行甲状腺切除手术，术后出现语言不利，不能发音。纳食尚可，夜寐欠安，二便调畅。望诊：舌淡红，苔薄白，脉滑。

辨证：经脉损伤，气血阻滞。

治则：通调经脉，行气活血。

取穴：液门、水突。

针刺时，以毫针刺入液门2寸，循经感传至咽喉。第1次针刺起针时即可发音。共治疗5次痊愈。

——《中国百年百名中医临床家丛书·贺普仁》

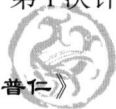

【按语】

液门穴为三焦之荥穴，可以调三焦之气，畅达肺肾气机；又为荥穴，五行属水，可以育阴生津润喉。贺老擅长运用此穴治疗声音嘶哑、失音等症。针刺时，以毫针向上方斜刺，刺入2寸深，使针感向上传导为佳。

二、中渚（输穴）

（一）基础知识

【穴名释义】渚，水中之小洲也。穴为三焦经输穴，三焦水道似江河，脉气至此输注流连，犹如江中之小洲。

【定位】在手背，第 4、5 掌骨间，第 4 掌指关节近端凹陷中。

【主治】①头痛，目赤，耳鸣，耳聋，喉痹；②热病，疟疾；③肩背肘臂酸痛，手指不能屈伸。

【操作】直刺 0.3 ～ 0.5 寸。可灸。

【古代文献摘录】

《医宗金鉴》：中渚主治肢木麻，战振踡挛力不加，肘臂连肩红肿痛，手背痛毒治不发。

《灵光赋》：五指不伸中渚取。

《玉龙歌》：手臂红肿连腕疼，液门穴内用针明，更将一穴名中渚，多泻中间疾自轻。

《玉龙赋》：手臂红肿，中渚、液门要辨。

《胜玉歌》：脾疼背痛中渚泻。

《席弘赋》：久患伤寒肩背痛，但针中渚得其宜。

《肘后歌》：肩背诸疾中渚下。

（二）验案举隅

贺普仁医案

杨某，男，35 岁。

右耳聋 1 周。

1 周前，无明显诱因，突然出现右耳听力下降，发堵，伴有头晕、恶心。次日右耳完全听不到声音，左耳听力也有下降，并觉两腿走路不稳，失去平衡。诊断为"突发性耳聋"。食欲尚可，二便正常。望诊：舌质两边紫，舌苔薄黄。切诊：沉弦。

辨证：肾阴亏耗，虚火上炎，气血阻滞，耳窍闭塞。

治则：泻虚火，调气血，利耳窍。

取穴：中渚。

刺法：以毫针刺入 1 寸深，用泻法。

针后即觉听力有所恢复。治疗 5 次而痊愈。

——《中国百年百名中医临床家丛书·贺普仁》

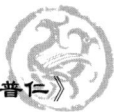

【按语】

中渚为三焦经之输穴，五行属木，其疏通条达之力甚强，针刺可以推动三焦之气机，恢复气血的正常运行。临床上常用来治疗耳疾。实验研究证实，针刺中渚穴可以使听神经中枢兴奋性增高，耳蜗血流量增加。

三、阳池（原穴）

（一）基础知识

【穴名释义】手背为阳。凹陷处似池。穴位于手背筋骨之间的凹陷中。

【定位】在腕后区，腕背侧远端横纹上，指伸肌腱的尺侧缘凹陷中。

【主治】①耳鸣，耳聋，目赤肿痛，喉痹；②消渴，口干；③腕痛，肩臂痛。

【操作】直刺 0.3～0.5 寸。可灸。

【古代文献摘录】

《针灸大成·三焦主包络客》：三焦为病耳中聋，喉痹咽干目肿红，耳后肘疼并出汗，脊间心后痛相从，肩背风生连膊肘，大便坚闭及遗癃，前病治之何穴愈，阳池内关法理同。

《医宗金鉴》：阳池主治消渴病，烦闷口干疟热寒，兼治折伤手腕痛，持物不得举臂难。

（二）验案举隅

贺普仁医案

郭某，女，31岁。

失眠半年。

半年前因家务事争吵后出现失眠，不能入睡，辗转不安，常服安眠药。伴口干，大便干，纳食尚可。望诊：舌淡红，苔薄白。切诊：脉弦滑。

辨证：阴亏液耗，津不上承，心神失荣。

治则：益阴安神。

取穴：阳池。

刺法：毫针刺法，行平补平泻法，每次留针30分钟，每日治疗1次。

3诊后，患者感心中舒畅，已能入睡，但夜间仍睡眠不实，口干稍有好转。6诊后，夜间睡眠较实，口干已不明显，大便干结好转。经10余次治疗，口干、大便干结等症状消失，大便每日1次，夜眠安好。

——《中国百年百名中医临床家丛书·贺普仁》

【按语】

贺老经验，运用阳池穴治疗失眠。阳池为三焦经之原穴，取之可以疏通少阳、调理气机、输布津液，气血津液得调、心神得安，失眠可愈。

四、外关（络穴，八脉交会穴、通阳维脉）

（一）基础知识

【穴名释义】外，体表。关，关隘。穴为八脉交会穴，通于阳维。阳维有联系维络全身诸阳经的特点，本穴主治病位在表的病症。

【定位】在前臂后区，腕背侧远端横纹上2寸，尺骨与桡骨间隙中点。

【主治】①热病；②头痛，目赤肿痛，耳鸣，耳聋；③瘰疬，胁肋痛；④上肢痿痹。

【操作】直刺0.5～1寸。可灸。

【古代文献摘录】

《针灸大成·包络主三焦客》：包络为病手挛急，臂不能伸痛如屈，胸膺胁满腋肿平，心中淡淡面色赤，目黄善笑不肯休，心烦心痛掌热极，良医达士细推详，大陵外关病消释。

《医宗金鉴》：外关主治脏腑热，肘臂胁肋五指疼，瘰疬结核连胸颈，吐衄不止血妄行。

《针灸聚英·八脉八穴治症歌》：肢节肿疼膝冷，四肢不遂头风，背胯内外骨筋攻，头项眉棱皆痛。手足热麻盗汗，破伤眼肿睛红，伤寒自汗表烘烘，独会外关为重。

《铜人》：治肘臂不得屈伸，手五指尽痛不能握物，耳聋无所闻。

《玉龙歌》：腹中疼痛亦难当，大陵外关可消详。

《玉龙赋》：肚痛秘结，大陵合外关与支沟。

（二）验案举隅

田从豁医案

马某，男，37岁，1988年12月7日初诊。

主诉：右肘部疼痛半年。

现病史：患者半年前无明显诱因突然发现右肘部压痛，逐渐疼痛加重，提物、反掌尤甚，曾在某医院诊治，予局部封闭，未见效。刻下症：右侧肱骨外上髁压痛，无明显肿胀，活动受限。舌暗红，苔薄黄，脉弦细。

西医诊断：肱骨外上髁炎。

中医诊断：臂痛（气滞血瘀）。

治则：活血化瘀。

处方：手三里（灸）、肘髎（灸）、曲池、外关。局部火针。

治疗经过：经3次治疗后，肘部疼痛明显好转。

——《中国百年百名中医临床家丛书·田从豁》

【按语】

肱骨外上髁炎，俗称"网球肘"，中医名之为肘劳。此病得之于前臂旋转用力不当，而引起肱骨外上髁肌腱附着处劳损。多见于网球运动员、木工、打字员等。表现为：肘关节外侧疼痛，握物无力，前臂旋转动作（如拧毛巾）时疼痛加剧。中医认为此病的病机为寒湿侵袭或筋脉损伤、瘀血内停所致。

肱骨外上髁炎的病位在肘部的外侧，此处为手阳明大肠所过之处，故取手阳明经位于肘部的三穴，可以疏通阳明气血，通络止痛。手三里、肘髎处加灸法，可以加强温通经脉的作用。外关穴为三焦经络脉，通于阳维，主治疾病在表，舒筋活络作用甚强，善治上肢运动、感觉障碍。

（三）靳瑞经验

靳瑞教授之"手三针"：曲池、外关、合谷。刺法：均为直刺。其中合谷、曲池为手阳明经穴，阳明多气多血，上肢的运动与手阳明关系密切。外关为八脉交会穴，通于阳维，阳维维络诸阳，主治疾病在表，舒筋活络作用较强。"手三针"主治上肢运动及感觉障碍。

五、支沟（经穴）

（一）基础知识

【穴名释义】支，通肢。渠，沟渠也。穴在两骨之间，喻脉气行于两骨之间如水行于沟渠中。

【定位】在前臂后区，腕背侧远端横纹上3寸，尺骨与桡骨间隙中点。

【主治】①便秘；②耳鸣，耳聋；③瘰疬，胁肋痛，落枕，手臂痛；④热病。

【操作】直刺0.5~1寸。可灸。

【古代文献摘录】

《医宗金鉴》：支沟中恶卒心痛，大便不通胁肋疼，能泻三焦相火盛，兼治血脱晕迷生。

《玉龙歌》：大便闭结不能通，照海分明在足中，更把支沟来泻动，方知妙穴有神功。

《标幽赋》：胁疼肋痛针飞虎（支沟）。

《玉龙歌》：若是胁疼并闭结，支沟奇妙效非常。

《玉龙赋》：肚痛秘结，大陵合外关与支沟。

《肘后歌》：疟疾寒热真可畏，须知虚实可用意；间使宜透支沟中，大椎七壮合圣治。

（二）验案举隅

贺普仁医案

江某，男，58 岁。

主诉：左腰部起疱疹 3 日。

患者近日情绪紧张，工作劳累。2 天前有左侧腰部灼热感，继而出现水疱，呈簇状，以带状缠腰分布，疼痛难忍不能入睡，伴有烦躁，口苦，咽干，小便黄，大便干。望诊：左侧腰部疱疹呈带状分布，水疱簇集，共 5 簇，每个疱疹约黄豆大小，内容物水样透明。疱疹间皮肤正常。舌红苔黄腻。切诊：脉弦滑。

辨证：肝郁气滞，湿热熏蒸。

治法：疏肝解郁，清热利湿。

刺法：龙眼①、阿是穴三棱针放血，阿是穴放血后拔罐，支沟、阳陵泉以毫针刺，泻法，留针 30 分钟。患者每日治疗 1 次，阿是穴放血拔罐隔日 1 次。

治疗 9 日疼痛减轻，可入睡，诊后伴随症状易好转。6 诊后已无明显疼痛，疱疹渐干瘪、消退。13 诊后皮肤平整，诸症消失，临床痊愈。

——《中国百年百名中医临床家丛书·贺普仁》

【注释】

①龙眼：经外奇穴，位于小指尺侧 2、3 骨节之间，握拳于横纹尽处取之。

【按语】

带状疱疹是由水痘－带状疱疹病毒引起的一种以簇集状的丘

疱疹、局部刺痛为特征的急性疱疹性皮肤病，可发于任何部位，常见于腰部。此病初起时局部灼热、刺痛。以后出现水疱，最后结痂、脱落。部分患者局部遗留神经性疼痛，经久不能消失。

龙眼穴是治疗带状疱疹的经验穴，尤以刺血疗法效佳。阿是穴刺血拔罐，可使恶血流出。支沟为手少阳三焦经之经穴，此患者咽干、口苦、小便黄、大便干，示其三焦热盛，用之可泻三焦火热之邪，又可通腑利胁。阳陵泉为足少阳经之合穴，合治内腑，穴可疏肝利胆，足少阳经循行于胸胁部，阳陵泉亦可治疗胁痛。

六、翳风

（一）基础知识

【穴名释义】翳，遮蔽。两耳如翳。穴处凹陷，为风眼，可以祛风，故名翳风。

【定位】在颈部，耳垂后方，乳突下端前方凹陷中。

【主治】①耳鸣，耳聋，聤耳；②口喎，牙关紧闭，齿痛，颊肿；③瘰疬，呃逆。

【操作】直刺 0.5～1 寸。可灸。

【古代文献摘录】

《医宗金鉴》：神庭主灸羊痫风，目眩头痛灸脑空，翳风专刺耳聋病，兼刺瘰疬项下生。

《针灸大成》：主耳鸣耳聋，口眼喎斜，脱颔颊肿，口噤不开，不能言。

《玉龙歌》：耳聋气闭痛难言，须刺翳风穴始瘥。

《百症赋》：耳聋气闭，全凭听会翳风。

（二）验案举隅

于致顺医案

林某，男，10 岁。1968 年 5 月初诊。

左耳听觉丧失，仅靠右耳听声音 3 年。

初诊（患者母亲代诉）：患儿 3 年前因用发叉挖耳而致左耳聋，曾先后到多家医院五官科诊治，但都没有治愈。3 年来，患儿左耳听觉丧失，仅靠右耳听声音。苔脉正常。

处方：听会、翳风、支沟、外关、液门。

操作方法：针刺局部腧穴时，针刺方向必须与外耳道平行，深度为 1 寸左右，达到耳内有胀感，每次 1 穴。

复诊：治疗半个月后，大声说话可以听到。连续治疗 2 月，已经能听到微弱的手表嘀嗒声。

——《当代名老中医典型医案集》（针灸推拿分册）

【医家简介】

于致顺，1931 年生，辽宁省大连市人。1949 年毕业于大连医学院，1956 至 1959 年在天津中医研究班学习中医，后在黑龙江中医学院从事临床、教学、科研工作。

【按语】

耳聋一病有虚实之分。虚者为气血阴阳亏虚，耳窍失养；实则为经脉痹阻所致。本例为外伤所致，当按实证论治。

耳由手足少阳经统辖，手足少阳经皆从耳后入耳中，再出走耳前，故耳病常取手足少阳经腧穴治疗。听会为足少阳胆经穴，位于耳前；翳风为手少阳三焦经穴，位于耳后。二穴共用，疏通少阳经气，宣通耳窍。配以手少阳三焦经的远端腧穴支沟、外关、液门，以加强通窍聪耳之功。

郑魁山医案

患者，女，17岁，因两腮肿痛3日，1965年2月16日初诊。

患者两天前开始头痛发热、怕冷，一天前发现两腮肿痛，逐渐加剧。现咀嚼不便，张口困难，不进食。舌红，苔薄白，脉浮数。检查：体温38.9℃，心律90次/分钟，两侧腮腺红肿灼热、有压痛。血常规：白细胞11×10^9/L，中性粒细胞60%，淋巴细胞40%。

西医诊断为"流行性腮腺炎"。

中医辨证系胃经积热，外感时邪。

采用疏风清热、消肿止痛之法治之。

针翳风、下关、颊车、合谷，用凉泻法。少商点刺出血。

第二日复诊，两腮肿痛减轻，体温降至37℃，按上述方法减去少商，又针治1次，治愈停诊。

——《中国百年百名中医临床家丛书·郑魁山》

【按语】

翳风为手少阳腧穴，可以疏风清热解毒，治疗流行性腮腺炎。

（三）郑魁山教授翳风穴刺灸法经验

1. 浅刺法（选用1寸毫针）

（1）直刺：治疗外耳病、面瘫。

（2）斜刺：向下颌方向斜刺，治疗下颌病变、牙痛。

2. 深刺法（选用2寸毫针）

（1）向对侧乳突方向直刺1.5～2寸，治疗偏头痛、面肌痉挛、眩晕、呃逆、中风等。

（2）针尖向上沿耳道方向刺入 1.5～2 寸，治疗内耳疾病。

（3）针尖微微向下指向咽部，刺入 1.5～2 寸，治疗失语、口吃。

注意：翳风穴病人针感强烈，进针不宜过深，应视病人的情况适度地施行手法，以防晕针及不良后遗症发生。

七、耳门

（一）基础知识

【穴名释义】穴在耳前，主治耳疾。

【定位】在耳区，耳屏上切迹与下颌骨髁状突之间的凹陷中。

【主治】①耳鸣，耳聋，聤耳；②齿痛。

【操作】微张口，直刺 0.5～1 寸。可灸。

【古代文献摘录】

《医宗金鉴》：耳门耳聋聤耳病。

《针灸大成》：主耳鸣如蝉声，聤耳脓汁出，耳生疮，重听无所闻。

《百症赋》：耳门丝竹空，蛀牙疼于顷刻。

（二）肖少卿经验

肖少卿培元复聪方：翳风、耳门、肾俞、关元。刺法：毫针刺，肾俞、关元加艾条灸。培元复聪方用于治疗耳聋、耳鸣之虚证，具体表现为：劳则加剧，按之减轻，多伴有头昏、腰膝酸软、遗精、带下等症，脉细。

翳风、耳门俱为手少阳三焦经穴，分位于耳前、耳后，用之可以激发少阳经气，通利耳窍；肾俞、关元补益肾气以固其本。肾元旺盛、耳窍畅通，耳病自愈。

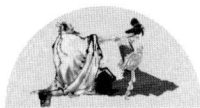

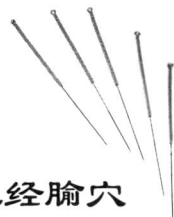

一、瞳子髎（小肠经、三焦经、胆经之交会穴）

（一）基础知识

【穴名释义】髎，骨空也。穴在瞳子外方，眶骨外缘凹陷处。

【定位】在面部，目外眦外侧 0.5 寸凹陷处。

【主治】①目赤肿痛，目翳，青盲，口喝；②头痛。

【操作】平刺 0.3～0.5 寸，或点刺出血。

（二）验案举隅

郑魁山医案

患者，男，16 岁，因视物模糊不清半年余，1971 年 6 月 15 日初诊。

患者半年前不慎跌倒，碰伤头部，伤愈后觉得看东西影像模糊，有时看一成二，有时头痛。检查：双眼外视正常，瞳孔等大，平视时右眼内斜视 45°，右眼球外展受限，视力 0.2，有时复视；左眼正常，视力 1.2。舌苔薄白，脉弦。脉搏 80 次 / 分钟。

西医诊断为"右眼麻痹性内斜视"。

中医辨证系外伤经络，瘀血停留。

采用活血化瘀、疏经活络之法治之。

取双风池、合谷，右瞳子髎、丝竹空，用平补平泻法，留针 5 分钟，每日针 1 次。

针治 2 次，头痛、复视好转，针治 10 次后，症状完全消失。检查：双眼平视时，眼球正位，右眼外展超过中线 15°，两眼视力均为 1.2。

同年 10 月 2 日随访，未复发。

——《中国百年百名中医临床家丛书·郑魁山》

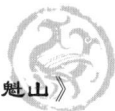

【按语】

足少阳经筋"结于目外眦，为外维"，外维的意思是足少阳经筋维系目外眦之筋，此处经筋运动，可使目左顾右盼。如果局部经筋受损，则眼球不能外展。瞳子髎为足少阳经腧穴，位于目外眦，为经筋所结之处，取之可以舒筋活络。丝竹空位于眉梢，为手少阳三焦经腧穴，手少阳经筋亦到达目外眦，用此穴与瞳子髎配合，疏通局部经筋气血。中医认为斜视一病与风邪相关，风池为足少阳经腧穴，经气前通于目，用之祛风明目。合谷为气之大关，可以行气活血，通调目之经络。

二、听会

（一）基础知识

【穴名释义】穴在耳前，为司听之会。

【定位】在面部，耳屏间切迹与下颌骨髁突之间的凹陷中。

【主治】①耳鸣，耳聋，聤耳；②齿痛，口㖞，面痛。

【操作】微张口，直刺 0.5 ~ 0.8 寸。可灸。

【古代文献摘录】

《医宗金鉴》：听会主治耳聋鸣，兼刺迎香功最灵，中风瘾疭㖞斜病，牙车脱臼齿根痛。

《灵光赋》：耳聋气闭听会间。

《席弘赋》：耳聋气痞听会针，迎香穴泻功如神。

《百症赋》：耳聋气闭，全凭听会翳风。

《席弘赋》：但患伤寒两耳聋，金门听会疾如风。

《百症赋》：耳中蝉噪有声，听会堪攻。

《玉龙赋》：耳聋腮肿，听会偏高。

《玉龙歌》：红肿生疮须用泻，宜从听会用针行。

（二）验案举隅

郑魁山医案

患者，男，23 岁，因两耳疼痛流脓 3 天，1976 年 3 月 2 日初诊。

患者 6 天前发热，从发热第 3 天开始，两耳剧烈疼痛，在城关医院给予滴耳油等治疗，效果不显而转来我院。检查：双耳道有大量脓性分泌物流出，外耳道及鼓膜充血，鼓膜紧张部穿孔。舌质红，苔黄，脉数，脉搏 86 次 / 分钟。

西医诊断为"急性化脓性中耳炎"。

中医辨证系肝胆湿热，上蒸耳窍。

采用清胆化湿、通利耳窍之法治之。

取风池、听会、耳门、翳风、足临泣，用泻法，留针 30 分钟，每日针 1 次。

针治 1 次后，耳痛减轻，脓液减少；针治 3 次，耳痛、脓性分泌物消失。为巩固疗效，又针治 2 次，症状完全消失。3 月 9 日检查：双耳道干燥清洁，外耳道及鼓膜充血消失，治愈停诊。

——《中国百年百名中医临床家丛书·郑魁山》

【按语】

急性化脓性中耳炎是由于化脓性致病菌侵入，引起的中耳黏膜及骨膜的炎症性病变，以耳内流脓为主症，属于中医聘耳的范畴。

中医认为此病多由于外感风热，或肝胆火盛，火热邪气熏蒸耳窍，化腐成脓。手足少阳经均"从耳后入耳中，出走耳前"，循行与耳关系密切，故耳病多取手足少阳经腧穴治疗。

耳门、翳风属手少阳，听宫、风池属足少阳。四穴相配用泻法，疏通少阳经气，并可清解热邪。足临泣为足少阳之输穴，擅疏通足少阳远端的经气，清利耳窍。

三、率谷（胆经、膀胱经之交会穴）

（一）基础知识

【穴名释义】率，循也。谷，山谷。循按穴处，有凹陷如山谷。

【定位】在头部，耳尖直上入发际1.5寸。

【主治】①偏正头痛，眩晕，耳鸣，耳聋；②小儿急、慢惊风。

【操作】平刺0.5～0.8寸。可灸。

【古代文献摘录】

《医宗金鉴》：率谷酒伤吐痰眩。

《玉龙歌》：偏正头风痛难医，丝竹金针亦可施，沿皮向后透率谷，一针两穴世间稀。

（二）验案举隅

贺普仁医案

周某，男，55岁。

左侧头痛11年，经治未愈，时轻时重，近1月来因工作劳累，痛势加重，连及左目胀痛，影响入寐。伴有耳鸣、眩晕、左侧半身麻木、知觉迟钝、纳可。舌苔薄白，脉沉细。

辨证为劳心过度，气血暗耗，以致水不涵木，风邪乘虚入客少阳，引动肝风，上扰清窍。

治以疏风驱邪，通经止痛。

针刺丝竹空透率谷，风池、合谷、列缺、足临泣、翳风，俱用泻法，留针20分钟。

针后偏头痛减轻，头部轻松，再以原方针2次以调理气血，用平补平泻手法。再针2次痊愈。

——《中国百年百名中医临床家丛书·贺普仁》

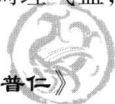

【按语】

手足少阳经循行侧头部，故偏头痛一病与少阳经的关系最为密切。丝竹空属手少阳三焦经穴，率谷为足少阳胆经穴位，丝竹空透率谷，运用透刺针法，通调少阳经气而治疗偏头痛。正如《玉龙歌》所言，"偏正头风痛难医，丝竹金针亦可施，沿皮向后透率谷，一针两穴世间稀"。合谷、列缺为治疗头面之疾的常用远端配穴，可以通络止痛。足临泣为足少阳胆经之输穴，可以疏通少阳经气，通经止痛，为治疗偏头痛常用的远端配穴。丝竹空透率谷，风池、合谷、列缺、足临泣、翳风五穴共用是贺老治疗偏头痛的基本方。

四、阳白（胆经、阳维脉之交会穴）

（一）基础知识

【穴名释义】额部为阳。白，明也。穴在前额，有明目之功。

【定位】在头部，眉上 1 寸，瞳孔直上。

【主治】①头痛，眩晕；②视物模糊，目痛，眼睑下垂，面瘫。

【操作】平刺 0.5～0.8 寸。可灸。

（二）验案举隅

郑魁山医案

患者，女，42 岁，1974 年 4 月 2 日初诊。

左侧上眼胞浮肿下垂，掩盖全部瞳仁，不能自行提起，无力睁眼，影响看东西已 2 年，经当地卫生院诊断为"上睑下垂"，没做治疗。检查：左眼上胞下垂，轻度浮肿，无力提举，舌苔薄白，脉缓。

系脉络瘀阻，睑肌失养。

采用活血化瘀、升阳益气之法治之。

针天柱，用温通法，使温热感传到眼区，不留针；阳白、丝竹空、攒竹、合谷、三阴交、申脉，用平补平泻法，留针 20 分钟，每日 1 次。

针治 4 次，浮肿见消。针治 10 次时，眼能睁开。针 22 次即愈。

——《中国百年百名中医临床家丛书·郑魁山》

【按语】

眼睑下垂是上眼睑提举无力，不能抬起，以致睑裂变窄，甚至遮盖部分或全部瞳仁，影响视力的一种眼病。中医认为，本病的病机主要为经筋失养，胞络痹阻，属于经筋病范畴。

足太阳经筋为目上纲，故上眼睑经筋归足太阳统领。天柱位于头项部，穴属足太阳经，该穴可以通调眼部的络脉，用温通法，温阳益气以升阳举陷。手足少阳经筋皆结于外眼角，足少阳胆经阳白穴，位于目上，其经气下通于目，取之升提目系，疏通胞部气血。丝竹空位于眉梢，属于手少阳经；攒竹位于眉头，属足太阳经。二穴均位于目上眼睑之处，亦可疏通气血、荣养经筋。合谷、三阴交针对瘀阻之病机，行气活血。申脉，通于阳跷，阳跷脉上合于目，司目之开阖，本病为眼睑开阖不利，故取申脉通达眼部的经气。

五、风池（胆经、阳维脉之交会穴）

（一）基础知识

【穴名释义】 穴在两肌之间凹陷似池处，主治内外风病。

【定位】在颈后区，枕骨之下，胸锁乳突肌上端与斜方肌上端之间的凹陷中。

【主治】①头痛，眩晕，失眠，癫痫，中风；②目赤肿痛，视物不明，鼻塞，鼻衄，鼻渊，耳鸣，咽喉肿痛；③感冒，热病，颈项强痛。

【操作】针尖微下，向鼻尖斜刺 0.8～1.2 寸，或平刺透风府穴；深部中间为延髓，必须严格掌握针刺的角度与深度。可灸。

【古代文献摘录】

《医宗金鉴》：风池主治肺中寒，兼治偏正头疼痛。

《席弘赋》：风池风府寻得到，伤寒百病一时消。

《胜玉歌》：头风头痛灸风池。

《玉龙歌》：偏正头风有两般，有无痰饮细推观，若然痰饮风池刺，倘无痰饮合谷安。

《通玄指要赋》：头晕目眩，要觅于风池。

《玉龙赋》：风池、绝骨，而疗乎伛偻。

（二）验案举隅

承淡安医案

1927 年，淡安寓苏州皮市街。同宅孔氏，29 岁，生活艰苦，于 4 月 14 日外出归，头痛甚，恶寒发热。余与内子往诊之。脉浮而舌白。为针风池二穴，头痛立愈。又针风门二穴并灸之。逾二时许，遍身汗出而愈。并未服药，仅饮生姜红糖汤，由内子煮赠之。

——《承淡安针灸师承录》

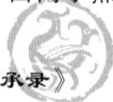

【按语】

风池穴可以祛散外风，清理头目，善治外感风邪所致的头痛，本案之头痛，由于外感风寒所致，故取之立验。

<h2 style="text-align:center">田从豁医案</h2>

贾某，男，35 岁，1985 年 6 月 5 日初诊。

主诉：左耳后肌肉疼痛 1 年。

现病史：患者于 1 年前无明显诱因出现耳后肌肉疼痛，曾在北医三院检查，脑电图提示未见异常，诊断为"枕神经痛"。用中药治疗，当时疼痛略减轻，后反复发作。刻下症：耳后肌肉胀痛，按揉则痛减，影响饮食及睡眠，二便正常。舌暗红，苔薄白，脉弦细。

中医诊断：痛证（风热上犯）。

西医诊断：枕神经痛。

治则：疏风清热，通经活络。

处方：风池、翳风、完骨、阿是穴。

治疗经过：针刺 1 次，患者即觉疼痛减轻，继续针刺 10 次，痛未再发作。

——《中国百年百名中医临床家丛书·田从豁》

【按语】

头痛又名头风，中医认为此病与风邪相关。风为阳邪，其性轻扬，头项之上，惟风可到，风池位于项后大筋外凹陷处，此穴正是外风所袭、内风所聚之要地，为祛风之要穴，尤擅祛头风。临床常用于治疗各种头痛。

耳后枕神经处为少阳经所过，辨为少阳头痛。风池穴属足少阳胆经，位于枕神经处，可治枕神经痛。此案可知，风池不仅善治外感头痛，各种内伤头痛亦有良效。

六、肩井（三焦经、胆经、胃经、阳维脉之交会穴）

（一）基础知识

【穴名释义】穴在肩上凹陷处，其处凹陷颇深，犹如深井。

【定位】在肩胛区，第7颈椎棘突与肩峰最外侧点连线的中点。

【主治】①头痛，眩晕；②颈项强痛，肩背疼痛，上肢不遂；③瘰疬；④乳痈，乳汁少，难产，胞衣不下。

【操作】直刺0.5～0.8寸，内有肺尖，不可深刺；孕妇禁针。可灸。

【古代文献摘录】

《玉龙歌》：急疼两臂气攻胸，肩井分明穴可攻，此穴元来真气聚，补多泻少应其中。

《标幽赋》：肩井、曲池，甄权刺臂痛而复射。

《医宗金鉴》：肩井一穴治仆伤，肘臂难抬浅刺良。

《胜玉歌》：髀疼要针肩井穴。

《百症赋》：肩井乳痈而极效。

《玉龙赋》：肩井除臂痛如拿。

《千金方》：难产，针两肩井，入一寸泻之，须臾即分娩。

（二）验案举隅

罗天益医案

有曹通甫外郎妻萧氏，六旬有余，孤寒无根据，春月忽患风疾，半身不遂，语言謇涩，精神昏愦，口眼斜，与李仲宽证同。

予刺十二经井穴，接其经络不通，又灸肩井、曲池，详病时月，处药服之，减半。予曰：不须服药，病将自愈。明年春，张子敬郎中家见行步如故。

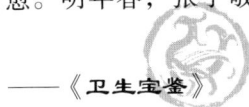

——《卫生宝鉴》

【按语】

古代有井田之法，"井开四通，而分八宅"，即四通八达之意。井穴位于肩部，与诸阳经交会，犹如脉气汇聚之市井之地，取之可以通达全身经脉气血，治疗中风半身不遂。

《会元针灸学》云："肩井者，在肩部阳气冲出显明之处，而通于五脏，推荡瘀血，而生青阳之气，如泉涌出，以安经络，以实五脏，而开阴窍。"

郑魁山医案

王某，女，38岁。1997年4月5日初诊。

左侧乳房肿块并渐进性增大2月余。

平素胁肋胀痛，腹胀，但未曾诊疗。2月前体检时，发现左侧乳房有肿块约蚕豆大小，并经红外线检查确诊为"乳腺增生"，经服乳癖消等药物无明显疗效。

初诊：查体发现左侧乳房内上象限处有一钱币形状大小之肿块，边缘较清晰，活动度好，无粘连，无明显压痛，局部肤色微暗，无凹陷。舌淡，脉弦。

诊断：乳癖。

证属肝郁气结，经络瘀滞。

治宜疏肝理气散结。

处方：左侧天宗、肩井穴埋线。取俯伏位，在冈下缘与肩胛下角的等分线上，当上、中1/3交点处取天宗穴，局部碘酒、酒精消毒，将经新洁尔灭溶液浸泡过的1厘米长羊肠线沿针尖孔装入腰椎穿刺针针腔，将针斜向天宗穴方向刺入穴位，寻找针感。至针尖下出现冲动，并使患者感觉针感向上传导时，即行推针埋植。肩井穴位于大椎穴与肩峰连线的中点，局部消毒后，先用左手拇指与食指将穴位局部斜方肌对捏（拇指在后），将装有羊肠线的穿刺针在拇指尖下向前进针，至食指感触到针尖在皮内的顶动时，寻找针感，在患者有酸胀感时，即行推针埋植。同时配合在乳腺增生局部采用围刺针法，肝俞、期门穴刺用泻法。埋线 7 日 1 次，针刺每日 1 次。

复诊：治疗至 5 天时，乳房结块质地开始变软变小，予天宗、肩井埋线，嘱 7 日后前来复诊；待复诊时，患者告知诸症明显减轻，结块面积已缩小至一半。连续两穴埋线 3 次，乳房结块全部消失。

——《当代名老中医典型医案集》（针灸推拿分册）

【按语】

足少阳经筋系于膺乳，肩井穴下通于乳房，穴可通调乳络，治疗乳痈、乳少。郑老的经验：肝郁气结、经络阻滞型乳腺增生症，采用天宗、肩井埋线，配合局部围刺，肝俞、期门用泻法，可收良好的临床效果。穴位埋线法可以持续刺激于经络腧穴，行气活血，通经活络。

七、日月（胆之募穴，胆经、脾经之交会穴）

（一）基础知识

【穴名释义】 穴为胆腑之募穴，胆者，中正之官，决断出焉。决断务求其明，日月为明，故名之日月。

【定位】在胸部，第 7 肋间隙中，前正中线旁开 4 寸。

【主治】①黄疸，呕吐，吞酸，呃逆，胃脘痛；②胁肋胀痛。

【操作】斜刺或平刺 0.5 ~ 0.8 寸，不可深刺，以免伤及脏器。可灸。

【古代文献摘录】

《铜人》：治太息善悲，小腹热，欲走，多唾，言语不正，四肢不收。

《医宗金鉴》：呕吐吞酸灸日月。

（二）验案举隅

郑魁山医案

患者，男，52 岁。因上腹胀痛 2 个多月，1971 年 10 月 13 日初诊。

患者今年 8 月自感右上腹部胀痛，在成县县医院诊断为"胆囊炎"，住院 10 余天，治疗后症状有所好转。因不愿做手术而出院。服药物治疗，未见明显效果。近来病情加剧，右上腹部发硬，阵发性胀痛，不敢吃东西，有时反胃，恶心呕吐。检查：痛苦病容，面色晦暗，舌质红苔薄白，脉弦紧。脉搏 80 次 / 分钟。右上腹肋骨边缘有一肿物坚硬，压痛，侧卧时肿物可垂至腹部中线、下至梁门穴处。

西医诊断为"胆囊炎"。

中医辨证系饮食不节，肝气郁滞，湿热熏蒸，胆失疏泄。

采用疏肝理气、清热利湿、泻胆通腑之法治之。

取日月、阳陵泉，用泻法；中脘、梁门、足三里，用平补平泻法；留针 30 分钟。

治疗至 10 月 27 日，针治 10 次时，上腹部胀痛减轻，大便亦不干，肿物变软。治疗至 11 月 15 日，针达 20 次时，上腹部胀痛消失，肿物渐小。治疗至 12 月 6 日，针达 30 次时，肿物消失，治愈停诊。

1972 年 3 月 10 日随访未复发。

——《中国百年百名中医临床家丛书·郑魁山》

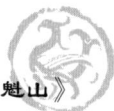

【按语】

胆囊炎的病机主要为胆失疏泄，故用胆之募穴日月配伍胆之合穴阳陵泉以疏利胆腑。胆腑气机壅滞，胆汁分泌、排泄功能受阻，影响到脾胃的消化功能，出现反胃、恶心、呕吐，故用中脘、梁门、足三里以和胃降逆，通降肠腑。

八、带脉（胆经、带脉之交会穴）

（一）基础知识

【穴名释义】为足少阳经与带脉交会之处，带脉为奇经八脉之一，循行环腰一周，犹如束带状，故名带脉。带脉穴主治妇人经带诸疾。

【定位】在侧腹部，第 11 肋骨游离端垂线与脐水平线的交点上。

【主治】①带下，月经不调，阴挺，经闭，疝气，小腹痛；②胁痛，腰痛。

【操作】直刺 1～1.5 寸。可灸。

【古代文献摘录】

《医宗金鉴》：带脉主灸一切疝，偏坠木肾尽成功，兼灸妇人浊带下，丹田温暖自然停。

《玉龙歌》：肾气冲心得几时，须用金针疾自除，若得关元并带脉，四海谁不仰明医。

《玉龙赋》：带脉、关元多灸，肾败堪攻。

（二）验案举隅

郑魁山医案

患者，女，38岁。

2年前生育满月后，阴道出现白带，开始时量少，后来量逐渐增多，连绵不绝，色白，饮食减少，大便溏泻，精神疲倦，四肢无力。检查：腰骶部关元俞、上髎、次髎穴处有压痛，手足皮温低。舌质淡，苔薄白，脉缓。

证系脾虚不运，水湿内停，胞脉不固，任带失约之脾虚带下。

采用健脾益气，调理任带，固摄胞脉，利湿止带之法治之。

先针带脉、三阴交，配气海、关元、上髎、阴陵泉，用热补法，使热感传到腰骶、小腹和足趾，留针20分钟，每日1次。

针治3次，白带减少，改为隔日1次，针治34次症状消失。

1年后随访未复发。

——《中国百年百名中医临床家丛书·郑魁山》

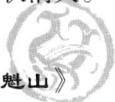

【按语】

带脉穴为足少阳与带脉交会穴，带脉环腰一周，有维系妇女经带的作用，故带脉穴可以调经止带，治疗带下病。三阴交为足三阴经交汇之处，三经循行抵小腹会任脉，与女性生殖系统密切相关，故取三阴交可以健脾益肾，调经止带。此案为脾虚带脉失约之带下病，故用气海、关元补益先天元气以助后天。因有水湿内停，故用阴陵泉健脾利湿，扶正祛邪。

郑魁山热补法：医生左手食指或拇指紧按针穴，右手将针刺入穴内，候其气至，左手加重压力，右手拇指向前连续捻按3～5

次，候针下沉紧，用针尖拉着有感应的部位，连续急（重）插慢（轻）提3～5次，拇指再向前连续捻按3～5次，针尖顶着有感应的部位守气，使针下继续沉紧，产生热感。根据病情留针后，缓慢将针拔出，急扪针穴。适应证：一切虚寒证，如中风脱证，瘫痪麻痹，风湿痹证，腹痛泄泻，阳痿遗精等。

九、环跳（胆经、膀胱经之交会穴）

（一）基础知识

【穴名释义】环，环曲。跳，跳跃。此穴取法为侧卧伸下足，屈上足取之，屈膝呈环曲，犹如跳跃状，故名。

【定位】在臀区，股骨大转子最凸点与骶管裂孔连线的外1/3与内2/3交点处。

【主治】下肢痿痹，半身不遂，腰腿痛。

【操作】直刺2～3寸。可灸。

【古代文献摘录】

《针灸大全·马丹阳天星十二穴治杂病歌》：环跳在髀枢，侧卧屈足取，折腰莫能顾，冷风并湿痹，腰胯连腿痛，转折重欷歔，若人针灸后，顷刻病消除。

《铜人》：治冷风湿痹，风胗，偏风半身不遂，腰胯痛不得转侧。

《标幽赋》：中风环跳而宜刺。

《医宗金鉴》：环跳主治中风湿，股膝筋挛腰痛疼。

《胜玉歌》：腿股转酸难移步，妙穴说与后人知。环跳风市及阴市，泻却金针病自除。

《席弘赋》：冷风冷痹疾难愈，环跳腰俞针与烧。

《百症赋》：后溪环跳，腿痛刺而即轻。

《玉龙歌》：环跳能治腿股风，居髎二穴认真攻。

《玉龙赋》：腿风湿痛，居髎兼环跳与委中。

《标幽赋》：悬钟、环跳，华佗刺蹙足而立行。

（二）验案举隅

杨继洲医案

辛酉，夏中贵患瘫痪，不能动履，有医何鹤松，久治未愈。召予视，曰：此疾一针可愈。鹤松惭去。予遂针环跳穴，果即能履。

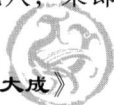

——《针灸大成》

【按语】

足太阳经循行于下肢后面正中，足少阳经循行于下肢外侧正中，环跳穴为足太阳与足少阳两经交会穴，为治疗下肢疾患的要穴，主治下肢运动及感觉障碍疾患。中风瘫痪为经脉痹阻，针刺环跳穴可以通经活络，本穴常应用于中风半身不遂患者，常收奇效。《经穴选解》云环跳"穴居髀枢，髀枢之骨如环，人之下肢屈伸跳跃全仗此骨为之枢纽，是穴主治腿股风痹等，使功能复常。"《标幽赋》亦有"中风环跳而宜刺"。

贺普仁医案

孙某，男，28岁。

自24岁起开始遗精，最近新婚发现阴茎不能勃起，难以完成性交。纳食可，二便调。望诊：面黄，舌淡红，苔薄白。切诊：脉滑，两尺脉弱。

辨证：肾气不足。

治则：益气补肾。

取穴：环跳。刺入一定深度时，出现触电样感觉，向阴茎放射。

针刺当晚阴茎勃起，治疗 2 次收功而结束治疗。

——《中国百年百名中医临床家丛书·贺普仁》

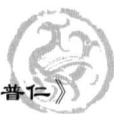

【按语】

环跳穴皮下深层有多条神经分布，针感可以向多个方向放射。贺老的经验：针刺时，针尖偏向于外阴，刺入大约 3.5 寸，提插刺激，使针感传至阴部，可以治疗阳痿、遗精、早泄等生殖系统疾患。

十、风市

（一）基础知识

【穴名释义】市，集市，聚集之意。穴可治疗中风腿膝无力、浑身瘙痒等诸般风疾，故名风市。

【定位】在股部，髌底上 7 寸；直立垂手，掌心贴于大腿时，中指尖所指凹陷中，髂胫束后缘。

【主治】①下肢痿痹，脚气；②遍身瘙痒。

【操作】直刺 1～1.5 寸。可灸。

【古代文献摘录】

《医宗金鉴》：风市主治腿中风，两膝无力脚气冲，兼治浑身麻瘙痒，艾火烧针皆就功。

《针灸大成》：主中风腿膝无力，脚气，浑身瘙痒，麻痹，厉风疮。

《胜玉歌》：腿股转酸难移步，妙穴说与后人知。环跳风市及阴市，泻却金针病自除。

《玉龙赋》：风市、阴市，驱腿脚之乏力。

（二）验案举隅

杨继洲医案

癸酉秋，大理李义河翁，患两腿痛十余载，诸药不能奏效。相公推予治之，诊其脉滑浮，风湿入于筋骨，岂药力能愈，须针可痊。即取风市、阴市等穴针之。官至工部尚书。

——《针灸大成》

【按语】

此案为风湿入于筋骨所致的两腿痛，风市、阴市皆可祛风除湿散寒，善治下肢之风寒湿痹痛，"二市"共用则风湿去，经络通而痹痛止。

肖少卿医案

夏某，女，50岁。1998年3月2日初诊。

自述皮肤奇痒，狂瘙莫解，瘙之疹块突起，成块成片，状如拱云，此起彼伏，时愈时发，已历3年。近1个月来发作频繁，瘙痒异常。脉浮数，苔薄黄。

证属风疹块，谅由腠理疏泄，为风邪侵袭，遏于肌表所致。治当清热消风透疹。

乃取合谷、曲池、血海、膈俞、天井、风市，毫针刺，用泻法，留针30分钟，每隔10分钟行针1次，每日施术1次。

经针1次后，风疹渐退，痒势随减；2次后风疹尽退，瘙痒已止；继针4次，以巩固疗效。

越 2 年追访，患者云自针灸治愈后，迄今未发作。

——《中国针灸处方学》

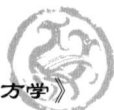

【按语】

此案为风疹块，以皮肤异常瘙痒，出现成块成片风团为主症。因其遇风易发，时隐时起，又名瘾疹。相当于西医的急慢性荨麻疹。

肖少卿经验方：清热消风透疹方。取穴：曲池、合谷、血海、膈俞、天井、风市。刺法：毫针刺。治疗风疹（荨麻疹）。其中风市，为风邪所聚之处，为祛风之要穴，善治风邪侵袭肌表之遍身瘙痒。合谷、曲池清解肌表之热邪；血海、膈俞活血化瘀，为"治风先治血，血行风自灭"。天井为三焦经之合穴，取之畅达三焦气机，气机和利，则郁热除。

十一、阳陵泉（合穴，胆之下合穴，八会穴之筋会）

（一）基础知识

【穴名释义】外侧为阳；高处为陵；凹陷如泉。穴在下肢外侧腓骨头前下方凹陷处。

【定位】在小腿外侧，腓骨头前下方凹陷中。

【主治】①黄疸，口苦，呕吐，胁肋疼痛；②下肢痿痹，膝膑肿痛，脚气，肩痛；③小儿惊风。

【操作】直刺 1～1.5 寸。可灸。

【古代文献摘录】

《针灸大全·马丹阳天星十二穴治杂病歌》：阳陵居膝下，外臁一寸中，膝肿并麻木，冷痹及偏风，举足不能起，坐卧似衰翁，针入六分止，神功妙不同。

《铜人》：治膝伸不得屈，冷痹脚不仁，偏风半身不遂，脚冷无血色。

《医宗金鉴》：阳陵泉治痹偏风，兼治霍乱转筋疼。

《席弘赋》：最是阳陵泉一穴，膝间疼痛用针烧。

《玉龙歌》：膝盖红肿鹤膝风，阳陵二穴亦堪攻，阴陵针透尤收效，红肿全消见异功。

《玉龙赋》：阴陵，阳陵，除膝肿之难熬。

《百症赋》：半身不遂，阳陵远达于曲池。

（二）验案举隅

郑魁山医案

患者，男，42岁。

患黄疸病已半年，因家贫无钱住医院，只好在家中，由14岁的儿子守候，供给饮食。检查时全身皮肤和巩膜黄染，被褥也被染黄，被褥上有黄色颗粒，扫在地上似黄沙。患者卧床呻吟，发热、口苦，不思饮食，消瘦，腹部胀满。舌苔黄腻，脉弦数。

辨证系感受湿热，内蕴肝胆。

用清热化湿、疏肝利胆之法。

针期门、日月、中脘、阳陵泉，用凉泻法，使凉感传到腹部和下肢，留针20分钟。

第2天身热即退，黄疸减轻，口不渴、不苦。又按上述方法连续针治5次，精神好转，饮食增加，皮肤黄染消退。

——《中国百年百名中医临床家丛书·郑魁山》

【按语】

黄疸为胆腑之病，故用肝胆募穴期门、日月配胆之合穴阳陵泉疏肝利胆，清热化湿。胆火犯胃，症现口苦，不思饮食。中脘为胃之募穴，又为腑会，取之既可健脾和胃以扶正，又可利胆。

承淡安医案

中风瘫痪半身不遂之症，总以艾灸为愈，以大艾为良。艾能温通经络，艾灸有主要穴，即曲池、肩髃、环跳、阳陵泉四穴，频频灸之，自能恢复。

余治锡邑薛瑞初之太夫人，年逾耳顺，瘫痪已二年余，就上述之四穴，频频灸之，连续有百五十壮，而竟痊愈，步履如恒。伟哉！艾灸之力，诚非其他药石所能及。

——《承淡安针灸师承录》

【按语】

曲池、肩髃为上肢气血运行之关口；环跳、阳陵泉为下肢气血运行之大关。既为大关，不可不通，用此四穴以通经活络。《百症赋》云："半身不遂，阳陵远达于曲池。"中风瘫痪半身不遂，其病机多为气虚经脉痹阻；灸之，既可温阳益气，又可温通经脉。

十二、悬钟（八会穴之髓会）

（一）基础知识

【穴名释义】悬，悬挂。钟，聚也。穴在外踝尖上3寸凹陷处，未及于足，犹如悬挂之状。又名绝骨。从外踝尖向上摸至本穴所在处，似骨断绝，故名绝骨。

【定位】在小腿外侧，外踝尖上3寸，腓骨前缘。

【主治】①颈项强痛，偏头痛，咽喉肿痛；②胸胁胀痛；③痔疾，便秘；④下肢痿痹，脚气。

【操作】直刺 0.5～0.8 寸。可灸。

【古代文献摘录】

《医宗金鉴》：悬钟主治胃热病，腹胀肋痛脚气疼，兼治脚胫湿痹痒，足指疼痛针可停。

《席弘赋》：脚痛膝肿针三里，悬钟二陵三阴交。

《标幽赋》：悬钟、环跳，华佗刺躄足而立行。

《胜玉歌》：踝跟骨痛灸昆仑，更有绝骨共丘墟。

《玉龙歌》：寒湿脚气不可熬，先针三里及阴交，再将绝骨穴兼刺，肿痛登时立见消。

《肘后歌》：四肢回还脉气浮，须晓阴阳倒换求，寒则须补绝骨是，热则绝骨泻无忧；脉若浮洪当泻解，沉细之时补便瘳。

（二）验案举隅

王执中医案

王执中母氏，久病鼻干，有冷气。问诸医者，医者亦不晓。但云疾病去自愈，既而病去亦不愈也。后因灸绝骨而渐愈。执中亦常患此，偶绝骨微疼而着艾，鼻干亦失去。

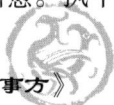

——《普济本事方》

【医家简介】

王执中，字叔权，南宋著名针灸医家，著有《针灸资生经》一书。王氏在取穴时，倡用中指屈指横纹同身寸，并且常寻找患者身上的酸痛感部位进行施术；治病时，重视运用灸法，书中使用最多的治疗方法为灸疗，其次是火针或者温针治病；对于单用针灸不能治愈的疾病，采用针、灸、药并用的方法。

【按语】

人体官窍的功能实现离不开精的濡养，故鼻窍发干当为精亏所致。悬钟亦名绝骨，为髓会，灸之可养髓益精，精足则鼻窍得以濡润，鼻干得愈。

十三、丘墟（原穴）

（一）基础知识

【穴名释义】 丘，土丘。墟，丘之大者。穴在外踝尖前下方，犹如在大的土丘之旁。

【定位】 在踝区，外踝的前下方，趾长伸肌腱的外侧凹陷中。

【主治】 ①胸胁胀痛；②下肢痿痹，外踝肿痛，脚气；③疟疾。

【操作】 直刺 0.5～0.8 寸。可灸。

【古代文献摘录】

《医宗金鉴》：丘墟主治胸胁痛，牵引腰腿髀枢中，小腹外肾脚腕痛，转筋足胫不能行。

《胜玉歌》：踝跟骨痛灸昆仑，更有绝骨共丘墟。

《千金方》：主脚急肿痛，战掉不能久立，附筋脚挛。

《百症赋》：转筋兮金门丘墟来医。

《玉龙歌》：脚背肿起丘墟穴，斜针出血即时轻，解溪再与商丘识，补泻行针要辨明。

《玉龙赋》：商丘、解溪、丘墟，脚痛堪追。

《灵光赋》：髀枢不动泻丘墟。

（二）验案举隅

贺普仁医案

国际友人，女，70岁。

主诉：左胁痛数年，咳嗽或深呼吸时加重，曾检查肝功、肝胆B超以及十二指肠引流均未见异常，西医治疗无效。舌苔白，脉弦滑。

证属肝郁气滞，经气阻塞不畅。

法当条达肝气，通调经络气血。

取穴：丘墟透照海（患侧）。

手法：捻转补泻，先补后泻，针后即刻疼痛减轻。

——《中国百年百名中医临床家丛书·贺普仁》

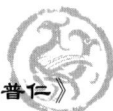

【按语】

丘墟为足少阳胆经之原穴，可以疏肝利胆，治疗胸胁疼痛。贺老的特色在于刺灸的方法，由丘墟向照海方向透刺，以在照海穴处触摸到皮下针尖为宜。一针两穴，可有疏通少阳经气以利转枢的作用。

十四、足临泣（输穴，八脉交会穴，通带脉）

（一）基础知识

【穴名释义】穴为足少阳经之输穴，五行属木，应于肝，其气上通目系，可治目疾。与头临泣相对，本穴在足，故名足临泣。

【定位】在足背，第4、5跖骨底结合部的前方，第5趾长伸肌腱外侧凹陷中。

【主治】①偏头痛，目赤肿痛，目眩，目涩；②乳痈，乳胀，月经不调；③胁肋疼痛，足跗肿痛；④瘰疬，疟疾。

【操作】直刺 0.5~0.8 寸。可灸。

【古代文献摘录】

《医宗金鉴》：颈肩腋下马刀疮，连及胸胁乳痈疡，妇人月经不利病，下临泣穴主治良。

《针灸聚英·八脉八穴治症歌》：手足中风不举，痛麻发热拘挛，头风痛肿项腮连，眼肿赤疼头旋。齿痛耳聋咽肿，浮风瘙痒筋牵，腿疼胁胀肋肢偏，临泣针时有验。

《玉龙歌》：两足有水临泣泻，无水方能病不侵。

《玉龙赋》：内庭、临泣，理小腹之膜。

《神应经》：乳肿痛，足临泣。

（二）验案举隅

贺普仁医案

张某，女，23岁。

右侧乳房肿块 3 月余。

3 个月前，洗澡时发现右侧乳房有肿块 2 个，如枣大。近来工作紧张，常有胸部不适感，乳房胀痛，尤以月经前明显，有时气急胸闷。纳可，眠安，二便调。外院诊断为"乳房纤维腺瘤"。因惧怕手术而就诊。查体：乳房内可摸到肿块 2 个，约 1.5cm×2cm 大小，表面光滑，可移动。望诊：乳房外观无异常。舌淡红，苔薄白。切诊：脉细。

辨证：肝郁气滞，气血凝结。

治则：疏肝解郁，行气活血。

取穴：足临泣。

刺法：以毫针刺，施泻法，留针 30 分钟。隔日治疗 1 次。

患者针后，自觉胸部舒畅。针刺 3 次后，肿块减小。共治疗 10 次，肿块消失。

——《中国百年百名中医临床家丛书·贺普仁》

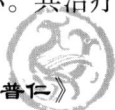

【按语】

乳房纤维腺瘤是乳腺部的良性肿瘤，其主症为乳房部出现肿块。此病多由肝气郁滞、气血凝结于局部所致。足临泣为胆经之输穴，五行属木，木性疏泄条达，凡有凝滞郁塞之疾，本穴皆可通之。胆经循行经过胸膺乳，穴可以通乳络，治疗乳房疾患。

十五、侠溪（荥穴）

（一）基础知识

【穴名释义】侠，夹也。溪为凹陷处。穴在当第 4、5 趾夹缝之间的凹陷处，故名侠溪。

【定位】在足背，当第 4、5 趾间，趾蹼缘后方赤白肉际处。

【主治】①头痛，眩晕，目赤肿痛，耳鸣，耳聋；②胸胁疼痛，乳痈；③热病。

【操作】直刺 0.3～0.5 寸。可灸。

【古代文献摘录】

《医宗金鉴》：侠溪主治胸胁满，伤寒热病汗难出，兼治目赤耳聋痛，颔肿口噤疾堪除。

《百症赋》：阳谷侠溪，颔肿口噤并治。

（二）验案举隅

田从豁医案

冯某，男，52岁，1997年5月28日初诊。

主诉：两耳鸣如蝉鸣1个月。

现病史：患者1个月前无明显诱因出现两耳鸣如蝉鸣，屡治未应。刻下症：两耳鸣如蝉鸣，伴头晕、口苦、咽干，大便干秘，小便黄，睡眠尚可，纳食可。舌质红，苔白厚，脉弦长有力。耳鼻喉科检查：外耳道、耳膜无明显异常；听力检查为"感应性耳聋"。

西医诊断：感应性耳聋。

中医诊断：耳鸣（胆胃积热，火气上攻）。

治则：清胆和胃。

处方：翳风、听会、中渚、侠溪、中脘、上巨虚、丰隆。

治疗经过：6月3日2诊，耳鸣大减，头晕、咽干、口苦消失，大便已通。针法同前，4诊后，耳聪如常。

——《中国百年百名中医临床家丛书·田从豁》

【按语】

耳鸣、耳聋为听觉异常、听力下降的病症。耳鸣是自觉耳中鸣响，妨碍听觉；耳聋是听力减退，甚至完全丧失。

此案之耳鸣为胆胃火盛，上扰清窍所致，故取少阳经腧穴治疗。手少阳之翳风、中渚，足少阳之听会、侠溪，四穴共用，清泻少阳火热，通利耳窍。其中侠溪穴为胆经之荥穴，可以清泻肝胆之火，治疗胆火上炎所致的头面五官诸疾。

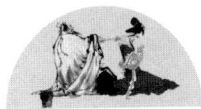

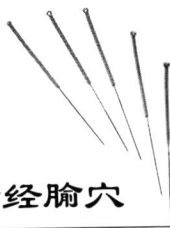

第十二章　足厥阴肝经腧穴

一、大敦（井穴）

（一）基础知识

【穴名释义】敦，厚也。穴在足大趾外侧，此处肉敦厚。

【定位】在足趾，大趾末节外侧，趾甲根角侧后方 0.1 寸。

【主治】①疝气，少腹痛；②遗尿，癃闭，五淋，尿血；③月经不调，崩漏，缩阴，阴中痛，阴挺；④癫痫，善寐。

【操作】浅刺 0.1～0.2 寸；或点刺出血。可灸。

【古代文献摘录】

《医宗金鉴》：大敦治疝阴囊肿，兼治脑衄破伤风，小儿急慢惊风病，炷如小麦灸之灵。

《铜人》：治卒疝，小便数，遗溺，阴头中痛……妇人血崩不止。

《胜玉歌》：灸罢大敦除疝气。

《灵光赋》：大敦二穴主偏坠。

《玉龙歌》：七般疝气取大敦，穴法由来指侧间，诸经俱载三毛处，不遇师传隔万山。

《玉龙歌》：肾强疝气发甚频，气上攻心似死人，关元兼刺大敦穴，此法亲传始得真。

《玉龙赋》：期门、大敦，能治坚痃疝气。

《席弘赋》：大便闭涩大敦烧。

《百症赋》：大敦照海患寒疝而善蠲。

（二）验案举隅

张子和医案

项关一男子，病卒疝，暴痛不任，倒于街衢，人莫能动，呼予救之。予引经证之，邪气客于足厥阴之络，令人卒疝，故病阴丸痛也。余急泻大敦二穴，大痛立已。

——《儒门事亲》

【按语】

疝气是以少腹、睾丸、阴囊等部位的肿大、疼痛为特点的病症。足厥阴肝经循行环阴器、抵小腹，厥阴脉气变动，可现丈夫㿉疝、妇人少腹肿，故疝气一病常取足厥阴肝经腧穴治疗。

卒疝为突然发生的疝气，为经气厥逆，闭阻于局部。大敦为肝经之井穴，五行属木，可以开通郁闭，善治卒疝。

《续名医类案》医案

一人病后饮水，患左丸痛甚，灸大敦，适摩腰膏内用乌附子、麝香，将以摩其囊上，抵横骨端，灸后温帛覆之，痛即止，一宿肿亦消矣。

——《续名医类案》

【按语】

此案得之于寒，为寒邪客于肝脉所致的睾丸痛，故取足厥阴肝经大敦穴灸之，取之温经散寒；配以药膏外敷以助散寒活血止痛。

二、行间（荥穴）

（一）基础知识

【穴名释义】穴在第1、2趾缝纹端，足厥阴肝经脉气行于其间。

【定位】在足背，第1、2趾间，趾蹼缘后方赤白肉际处。

【主治】①中风，癫痫；②头痛，目眩，目赤肿痛，青盲，口㖞；③月经不调，痛经，闭经，崩漏，带下，阴中痛，疝气；④遗尿，癃闭，五淋；⑤胸胁满痛；⑥下肢内侧痛，足跗肿痛。

【操作】直刺0.5~0.8寸。可灸。

【古代文献摘录】

《医宗金鉴》：行间穴治儿惊风，更刺妇人血蛊癥，浑身肿胀单腹胀，先补后泻自然平。

《胜玉歌》：行间可治膝肿病。

《百症赋》：观其雀目肝气，睛明行间而细推。

《百症赋》：行间涌泉主消渴之肾竭。

（二）验案举隅

郑魁山医案

患者，女，41岁，1952年5月19日在北京某医院会诊。

患功能性子宫出血，已流血3天，血量多、不止，经院会诊出血仍不止，当时已用量杯接血6次，约2000ml，内有大血块。患者呼吸浅弱，气息奄奄，正在吸氧及输血输液，共输血3400ml以及补充大量液体。现下肢浮肿，面色苍白，四肢厥冷，神志不清，不能睁眼，六脉细微，濒临死亡。

辨证系脾失统摄，肝不藏血，气随血脱。

采用健脾益肝、回阳固脱、升提摄血之法。

针隐白、行间，用关闭法，左手压按针穴，右手持针向上推努，使针感向上传导；水沟用指切速刺法，向鼻中隔刺入5分，以目中有泪为度，留针60分钟。患者苏醒后未睁眼，但神志渐渐转清，慢慢停止出血。

5月20日第二次会诊，患者病情好转，未再出血，精神转佳，能回答提问。舌质淡，苔薄白根厚，脉沉细。改用健脾益肝、滋阴养血之法。针行间、三阴交、气海，用热补法，使热感传到小腹部，留针20分钟，共针治3次。5月22日因患者精神很好，未再出血而停止针治。

——《中国百年百名中医临床家丛书·郑魁山》

【按语】

郑魁山升提摄血方：隐白、行间、水沟。操作方法：隐白、行间，向上斜刺，用补法，使针感向腹部传导；水沟向鼻中隔斜刺，用补法，以有泪为度，留针30~60分钟。以收固气摄血、回阳救脱之效。主治血崩昏迷、月经过多。

郑魁山关闭法操作：针下气至后，左侧押手把不让感觉传导的方向闭住，把气至冲动的部位按住的方法，主要用于控制和引导感应传导的方向。如要使感觉向上传导，押手须放在针穴的下方，向上连续不断地用力，同时右手持针的针尖亦向上进；如使感觉向下传导，押手须放在针穴的上方，向下用力，同时针尖亦向下进。左右两手互相配合、同时努力，就能使感觉传导到预定的病所。

三、太冲（输穴，原穴）

（一）基础知识

【穴名释义】太，大也。冲，冲盛。此为肝经之原穴，肝主藏血，其处脉气盛大。

【定位】在足背，第1、2跖骨间，跖骨底结合部前方凹陷中，或触及动脉搏动。

【主治】①中风，癫狂痫，小儿惊风；②头痛，眩晕，耳鸣，目赤肿痛，口歪，咽痛；③月经不调，痛经，经闭，崩漏，带下；④胁痛，腹胀，呕逆，黄疸；⑤癃闭，遗尿；⑥下肢痿痹，足跗肿痛。

【操作】直刺0.5～0.8寸。可灸。

【古代文献摘录】

《针灸大成》：气少血多肝之经，丈夫癀疝苦腰疼，妇人腹膨小腹肿，甚则嗌干面脱尘，所生病者胸满呕，腹中泄泻痛无停，癃闭遗溺疝瘕痛，太、光二穴即安宁。

《针灸大全·马丹阳天星十二穴治杂病歌》：太冲足大趾，节后二寸中，动脉知生死，能医惊痫风，咽喉并心胀，两足不能行，七疝偏坠肿，眼目似云矇，亦能疗腰痛，针下有神功。

《医宗金鉴》：太冲主治肿胀满，行动艰辛步履难，兼治霍乱吐泻证，手足转筋灸可痊。

《席弘赋》：手连肩脊痛难忍，合谷针时要太冲。

《席弘赋》：更向太冲须引气，指头麻木自轻飘。

《胜玉歌》：若人行步苦艰难，中封太冲针便痊。

《肘后歌》：股膝肿起泻太冲。

《玉龙歌》：行步艰难疾转加，太冲二穴效堪夸，更针三里中封穴，去病如同用手抓。

《玉龙赋》：行步艰楚，刺三里、中封、太冲。

《百症赋》：太冲泻唇喎以速愈。

《席弘赋》：咽喉最急先百会，太冲照海及阴交。

《标幽赋》：心胀咽痛，针太冲而必除。

（二）验案举隅

贺普仁医案

施某，女，29岁。

胃脘疼痛两月余，时轻时重，胸闷发堵，烦躁易怒，两胁作痛，纳少，二便正常，舌苔白，脉弦滑数。

辨证：木旺横逆，克犯脾土。

治以疏通解郁。

取穴：中脘、内关、足三里、合谷、太冲，用泻法，留针40分钟。

共针3次而愈。

——《中国百年百名中医临床家丛书·贺普仁》

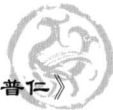

【按语】

太冲为肝之原穴，又为输穴，土性，应于脾胃，善治肝克脾土之证。合谷、太冲相配又为"开四关"，可以行气止痛。

四、蠡沟（络穴）

（一）基础知识

【穴名释义】蠡，瓢也。沟，沟渠。小腿后方腿肚肌肉丰满，形如瓢状，穴在其下际沟中。

【定位】在小腿内侧，内踝尖上 5 寸，胫骨内侧面的中央。

【主治】①月经不调，赤白带下，阴挺，阴痒；②小便不利，疝气，睾丸肿痛。

【操作】平刺 0.5～0.8 寸。可灸。

【古代文献摘录】

《针灸大成·胆主肝客》：胆经之穴何病主？胸胁肋疼足不举，面体不泽头目疼，缺盆腋肿汗如雨，颈项瘿瘤坚似铁，疟生寒热连骨髓，以上病症欲除之，须向丘墟蠡沟取。

（二）验案举隅

贺普仁医案一

杜某，女，58 岁。

主诉：外阴色白，瘙痒 15 年。

病史：15 年前，患者外阴部颜色变白，瘙痒，起小水泡，破后则疼痛难忍。曾用激光、胎盘组织浆注射液、针灸、中药外洗、内服中药等多方医治，病情略有好转，白斑颜色变深。去年因爱人患病，情志刺激又诱发外阴瘙痒加重，夜不能寐。既往患十二指肠溃疡，至今未愈。望诊：舌淡红，苔薄白。切诊：脉沉细。

辨证：肝肾不足，气失条达。

温通肝肾经脉，调达气机。

取穴：中封、蠡沟、阿是穴。

刺法：以毫针平刺蠡沟穴，行九六补法，留针30分钟。以粗火针速刺局部皮肤色变白处。

2诊后，患者瘙痒减轻。3诊时，症如前述，加刺血海穴，用补法。4诊时，白斑减小，皮损处变粉色，瘙痒已除。10诊时，患者近日吃羊肉多，瘙痒又作，治同前法。16诊时，患者已2周内无瘙痒及疼痛。24诊后，患者外阴颜色已变深，诸症消失，临床治愈。此患者每周针治1次，前后共治疗半年。

——《中国百年百名中医临床家丛书·贺普仁》

【按语】

贺老经验，运用中封、蠡沟治疗前阴疾病如外阴白斑、泌尿系结石、前列腺肥大、慢性前列腺炎等。

外阴白斑病又称外阴白色病变，症状为：外阴皮肤黏膜变白成斑或成片，阴部皮肤变薄、变脆，有时皲裂，或皮肤溃疡、萎缩，伴阴痒，甚则奇痒难忍。本病属于祖国医学的"阴痒""阴蚀"范畴，其病机多为肝肾亏虚、阴器失养，或湿热下注。

足厥阴经循行过于阴器，中封、蠡沟为足厥阴肝经之经穴与络穴，故取之以疏通足厥阴经脉气血，治疗阴痒。

贺普仁医案二

肖某，男，43岁。

患者因右侧腰部阵发性剧烈疼痛1周而来求治。

经某医院诊为"右侧输尿管结石""肾积水"。服用利尿剂治疗未效，故来诊。患者腰痛、腰酸明显，纳可，二便调。舌苔白，脉沉弦滑。

中医诊断：淋证。

辨证为：气机不利，水道不畅，聚而成石。

治以疏通气机，通利排石。

针刺中封、蠡沟，先补后泻，每天治疗一次。

3 诊后，患者感腰痛、腰酸减轻。6 诊后，感到阵发性疼痛性质有所改变。8 诊后，排出 1.0cm×1.0cm 结石一块。又继续治疗数次，腰痛完全解除，痊愈告终。

——《中国百年百名中医临床家丛书·贺普仁》

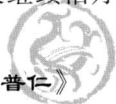

【按语】

泌尿系结石简称尿石，是指在泌尿系统内因尿液浓缩沉淀形成颗粒或成块样聚集物，包括肾结石、输尿管结石、膀胱结石和尿道结石，以突然发生的剧烈腰痛、牵引少腹，尿频、尿急、尿痛、尿色混浊，甚至尿中有血或砂石为主要临床表现。本病相当于中医的"石淋""砂淋"范畴。

贺老治疗尿石证经验：

（1）取穴：主穴为中封、蠡沟。配穴为天枢、水道、归来、关元、三阴交、水泉等。

（2）操作方法：龙虎交战法，先补阳数 9 次，后泻阴数 6 次。

尿石证表现为少腹部拘急疼痛，牵连腰部作痛，此为足厥阴经循行所过，故取肝经之中封、蠡沟疏肝理气、通结利尿止痛。配穴用以培补脾肾，通利水道。

五、曲泉（合穴）

（一）基础知识

【穴名释义】曲，弯曲。泉为凹陷处。穴在膝盖内侧，屈膝呈凹陷处。

【定位】在膝部，腘横纹内侧端，半腱肌肌腱内缘凹陷中。

【主治】①月经不调，痛经，带下，阴挺，阴痒，产后腹痛；②遗精，阳痿，疝气，小便不利；③膝髌肿痛，下肢痿痹。

【操作】直刺1～1.5寸。可灸。

【古代文献摘录】

《医宗金鉴》：曲泉癃疝阴股痛，足膝胫冷久失精，兼治女子阴挺痒，少腹冷痛血瘕癥。

《席弘赋》：若是七疝小腹痛，照海阴交曲泉针。

《肘后歌》：脐腹有病曲泉针。

《肘后歌》：风痹痿厥如何治？大杼曲泉真是妙，两足两胁满难伸，飞虎神针七分到。

（二）验案举隅

田从豁医案

王某，男，44岁，1978年3月11日初诊。

主诉：小便淋漓涩痛1年余。

现病史：患者患慢性前列腺炎1年多，经常腰痛，小腹下坠，小便淋漓不尽，每当劳累则加重，曾在泌尿科诊治予治疗前列腺炎药物效果不明显。现小便茶色，淋漓不尽，尿道灼痛，口干思饮。脉弦滑，苔薄黄。

西医诊断：慢性前列腺炎。

中医诊断：淋证（血淋实证）。

治则：清热利湿。

处方：中极、三阴交、曲泉、血海。针用平补平泻法。

治疗经过：治疗3次，患者小便淋漓涩痛症状好转，尿色变淡，继续治疗，加脾俞、肾俞穴。共治疗20次，患者症状完全缓解。

随访 3 年未复发。

——《中国百年百名中医临床家丛书·田从豁》

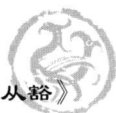

【按语】

慢性前列腺炎是中青年男性生殖系统感染而致前列腺长期充血、腺泡淤积、腺管水肿引起的炎性改变。主要症状为下腹部、会阴或阴囊部疼痛，尿频、尿浊，有时见血尿。属于中医学淋证范畴。

此案为湿热下注所致，故用膀胱募穴中极清利膀胱湿热；三阴交属于脾经，可以健脾利湿通淋；曲泉为肝经之合穴，可以调理肝气，助肝疏泄而通利水湿。本案为血淋，故用血海以凉血止血。

六、阴廉

（一）基础知识

【穴名释义】阴指阴器。廉为侧边。穴在股内侧，阴器旁。

【定位】在股前区，气冲直下 2 寸。

【主治】月经不调，带下，少腹痛。

【操作】直刺 0.8～1.5 寸。可灸。

【古代文献摘录】

《针灸大成》：阴廉主妇人绝产，若未曾生产者，灸三壮，即有子。

（二）验案举隅

贺普仁医案

华某，女，37 岁。

结婚 7 年未孕。月经周期 35 天左右，经量中等，经色黯，夹有血块，经前胸胀满，平素性情急躁，食欲尚可，容易出现腹胀、便溏。患者形体较胖，舌淡暗，苔薄白，脉弦细。妇科检查未显异常。

中医诊断为不孕症。

辨证为气虚气滞，血瘀痰湿闭阻胞宫。

大艾炷直接灸阴廉穴，5～7壮，泻法，灸完一侧，再灸另一侧，每日1次，10次1疗程，疗程间休息5天。

灸8次后，患者月经来潮，色泽转好，且经前症状减轻，继续灸至下一个月经周期，月经未至，经检查，患者已经怀孕，停止治疗。后足月顺产一男婴。

——《中国百年百名中医临床家丛书·贺普仁》

【按语】

阴廉可以疏理肝气、调理月经。贺老常用其治疗妇科疾患，尤其是不孕症的治疗。《针灸甲乙经》曰："妇人绝产，若未曾生产，阴廉主之。"

七、章门（脾之募穴，八会穴之脏会，肝经、胆经之交会穴）

（一）基础知识

【穴名释义】章，障也。本穴主治癥、瘕、疝以及脏气郁结诸症。取之，犹如打开四章之门，以通痞塞之气，故名章门。

【定位】在侧腹部，在第11肋游离端的下际。

【主治】①腹痛，腹胀，肠鸣，腹泻，呕吐；②胁痛，黄疸，痞块，小儿疳疾。

【操作】直刺0.8～1寸。可灸。

【古代文献摘录】

《医宗金鉴》：章门主治痞块病，但灸左边可拔根，若灸肾积脐下气，两边齐灸自然平。

《图翼》：主治两胁积气如卵石，鼓胀肠鸣，食不化，胸胁痛。

《胜玉歌》：经年或变劳怯者，痞满脐旁章门决。

《百症赋》：胸胁支满何疗，章门不容细寻。

（二）验案举隅

杨继洲医案

己卯岁，因磁州一同乡，欠俸资往取，道经临洛关，会旧知宋宪副公，云昨年长子得一痞疾，近因下第抑郁，疾转加增，诸药不效，如之奈何？予答曰：即刻可愈。予即针章门等穴，饮食渐进，形体清爽，而腹块即消矣。欢洽数日，偕亲友送至吕洞宾度卢生祠，不忍分袂而别。

——《针灸大成》

【按语】

此案之痞疾得之于下第抑郁，肝气郁结，气滞血瘀，日久成痞。取肝经之章门穴可以疏肝解郁，此穴又为脾募、脏会，可以健脾助运以消痞块。章门一穴主治癥、瘕、痞以及脏气郁结诸症。取之，犹如打开四章之门，以通痞塞之气。

八、期门（肝之募穴，肝经、脾经、阴维脉之交会穴）

（一）基础知识

【穴名释义】期指周期。门为出入之要地。十二经脉气血循环流注，始于手太阴肺经之中府穴，终于足厥阴肝经之期门，继而循环往复，如环无端。

【定位】在胸部，第6肋间隙，前正中线旁开4寸。

【主治】①胸胁胀痛，乳痈；②呕吐，吞酸，呃逆，腹胀，腹泻；③奔豚；④伤寒热入血室。

【操作】斜刺或平刺0.5～0.8寸；不可深刺，以免伤及内脏。可灸。

【古代文献摘录】

《医宗金鉴》：期门主治奔豚病，上气咳逆胸背痛，兼治伤寒胁硬痛，热入血室刺有功。

《玉龙赋》：期门刺伤寒未解，经不再传。

《席弘赋》：期门穴主伤寒患，六日过经犹未汗。

《肘后歌》：伤寒癖结胁积痛，宜用期门见深功。

《玉龙歌》：伤寒过经犹未解，须向期门穴上针。

《玉龙赋》：期门、大敦，能治坚痃疝气。

（二）验案举隅

程莘农医案

郑某，男，58岁。1985年11月4日初诊。

左胸胁疼痛3天。

初诊：平素性急易怒，数日前因工作与人生气，近日出现食欲不振，腹胀，泛酸。3天前突现左胸胁部疼痛，咳时痛甚，影响转侧。现症：左胸胁无明显肿胀，局部有压痛。查体：舌淡，黄厚腻苔，脉弦。

诊断：暴怒伤肝，肝郁气滞胸胁痛。

治法：调肝理气，通络止痛。

处方：期门（左）、阳陵泉（双）、支沟（双）、太冲（双）、足三里（双）。

手法：期门平补平泻，阳陵泉、太冲、支沟泻法，足三里补法。

2 诊（1985 年 11 月 8 日）：上法针 1 次后，痛去大半，食欲渐增，腹胀减，局部压痛轻微。针灸治疗 4 次而痊愈。

——《当代名老中医典型医案集》（针灸推拿分册）

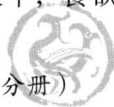

【医家简介】

程莘农，1929 年生，江苏省淮阴市人。1930 年随父学习中医，1936 年拜陆慕韩为师，后开业行医。1950 年进入江苏省清江市中医进修班及江苏省中医进修学校深造。1957 年调任北京中医学院。1975 年调中国中医研究院针灸研究所工作。1994 年当选首批中国工程院院士。程老主张针灸要源流并重，重视整体观念；治疗讲究穴位配伍，重视针刺手法，创始了"程氏三才"法。

【按语】

期门穴为肝之募穴，又位于胸胁，凡肝胆郁滞、气滞血瘀所致的胸胁胀痛，用之皆可疏肝利胆，活血化瘀止痛。胁部为少阳经循行所过，故取手足少阳经之阳陵泉、支沟，畅达少阳经气，通络止痛。

（三）靳瑞经验

靳瑞教授之"胆三针"：期门（右）、日月（右）、阳陵泉。刺法：期门、日月于肋骨下缘向上斜刺，多用捻转手法，不提插；阳陵泉为直刺。"胆三针"主要治疗胆腑的疾病。

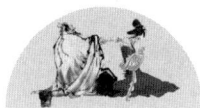

第十三章　督脉腧穴

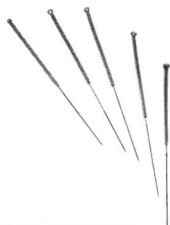

一、长强（络穴，督脉、胆经、肾经之交会穴）

（一）基础知识

【穴名释义】穴为督脉之络，督脉循脊柱而行，脊柱形长且强硬。督脉又为阳脉之海，其气强盛。

【定位】在会阴区，尾骨下方，尾骨端与肛门连线的中点处。

【主治】①痔疾，脱肛，泄泻，便秘，便血；②癫狂痫，瘈疭；③腰痛，尾骶骨痛。

【操作】斜刺，针尖向上与骶骨平行刺入 0.5～1 寸。不得刺穿直肠，以防感染。可灸。

【古代文献摘录】

《灵枢》：实则脊强，虚则头重。

《医宗金鉴》：长强惟治诸般痔。

《胜玉歌》：痔疾肠风长强欺。

《百症赋》：刺长强于承山，善主肠风新下血。

《玉龙歌》：九般痔瘘最伤人，必刺承山效若神，更有长强一穴是，呻吟大痛穴为真。

《玉龙赋》：长强、承山，灸痔最妙。

《席弘赋》：大杼若连长强寻，小肠气痛即行针。

（二）验案举隅

贺普仁医案

裴某，女，56 岁。

主诉：头部不自主摇动数年。

病史：数年前原因不清，出现头部轻度摇动，不能自制，病情时轻时重，多在恼怒以及情绪波动时加重。曾在某医院神经内科诊断为"脑动脉硬化症"。近几月加重，终日头摇不停，不能自制。曾服用平肝息风类中药治疗无效。时常伴轻度头晕，稍有烦躁，一般情况良好，纳佳，二便正常。舌质正常，舌苔白，脉弦滑。

辨证为：肾阴不足，水不涵木，督脉失畅，虚风内动。

治则：滋阴涵木，养阴息风，通达督脉。

取穴：长强。

刺法：以 4 寸毫针沿尾骨端前缘刺入，行以捻转补法，不留针，得气即出。

初诊后患者感到头部摇动次数明显减少，精神集中时，自己可以控制发作程度。2 诊后症状继续减轻，每天仅摇动 2～3 次，且摇动幅度明显减轻。继续治疗，取穴、刺法不变。5 诊治疗后，头摇停止，临床告愈。

——《中国百年百名中医临床家丛书·贺普仁》

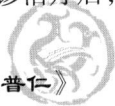

【按语】

头部不自主摇动称之"摇头风"，多为气血阴阳亏损、虚风内动所致。长强为督脉之络穴，络脉散布于头，可以祛头部之风，息风镇痉。

二、命门

（一）基础知识

【穴名释义】命，生命。门，门户。穴在第2腰椎棘突下，两肾之间，当肾间动气处，为元气之根本，生命之门户。

【定位】在脊柱区，第2腰椎棘突下凹陷中，后正中线上。

【主治】①腰痛，下肢痿痹；②遗精，阳痿，早泄，月经不调，赤白带下，遗尿，尿频；③泄泻。

【操作】直刺0.5~1寸。

【古代文献摘录】

《医宗金鉴》：命门老虚腰痛证，更治脱肛痔肠风。

《玉龙歌》：肾败腰虚小便频，夜间起止苦劳神，命门若得金针助，肾俞艾灸起遄迤。

《玉龙赋》：老者便多，命门兼肾俞而着艾。

《标幽赋》：取肝俞与命门，使瞽士视秋毫之末。

（二）验案举隅

承淡安医案

淡安治锡城南门朱德兴君，饮食如常，精神不振，四肢酸软，遇事畏惧，奇懒异常。询之是否阳痿。曰："不举已数月。"朱君年方三十三岁，乃谓曰："此下元无火也。"为灸命门、关元二穴。彼藏有猺桂，嘱为丸服之，果大愈。

——《承淡安针灸师承录》

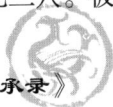

【按语】

阳痿是指男子未到性功能衰退年龄出现性生活中阴茎不能勃起或勃起不坚的病症。

此案为脾肾阳虚，命门火衰，阳事不举，以致阳痿。命门穴位于两肾之间，为肾间动气之处，元气之根本，灸之可温补命门之火；关元为下丹田所在，为元阴元阳交关之地，灸之可以大补元气。命门、关元并用，可以温肾壮阳，使命门相火渐生。

三、至阳

（一）基础知识

【穴名释义】至，极致。至阳为阳之极者。后背为阳，膈俞以下为阳中之阴，以上为阳中之阳，穴在两膈俞之间，故名之至阳。

【定位】在脊柱区，第7胸椎棘突下凹陷中，后正中线上。

【主治】①腰背疼痛，脊强；②胸胁支满，咳嗽，气喘；③黄疸。

【操作】向上斜刺0.5~1寸。可灸。

【古代文献摘录】

《医宗金鉴》：至阳专治黄疸病，兼灸痞满喘促声。

（二）验案举隅

承乃盈医案

先父梦琴公治丁某阴黄病，形寒腰酸，食少懒惰，为于背上用墨点至阳、脾俞穴，嘱其妻用艾隔姜灸，日灸七壮，不半月而愈。

——《承淡安针灸师承录》

【按语】

此例为寒湿阴黄，灸至阳穴可温阳利胆退黄。《玉龙歌》："至阳亦治黄疸病，先补后泻效分明。"加脾俞穴健脾利湿助运。

四、灵台

（一）基础知识

【穴名释义】灵台是古时君主宣德布政之地，心为君主之官，本穴在第6胸椎棘突下，内应于心。

【定位】在脊柱区，第6胸椎棘突下凹陷中，后正中线上。

【主治】①脊痛，项强；②咳嗽，气喘；③疔疮。

【操作】向上斜刺0.5～1寸。可灸。

（二）肖少卿经验

肖少卿清热解毒消疔方：灵台（点刺放血）、合谷（毫针刺）、委中（点刺放血）。可以疏通阳经经气，清热解毒消疔。

疔疮：外科常见的急性化脓性疾病，多发于头面及手足。主要表现为患处皮肤粟米样红疖，有根脚坚硬如钉，且红肿热痛。

中医认为此病的病机为热毒之邪发于肌表。灵台穴属督脉，督脉为阳脉之海，用之可以通督泄热，为治疗疔的经验穴。合谷为手阳明经原穴，善治热毒之邪壅滞肌表之证。委中为血郄，可以泻血以排毒，可治一切气结血瘀、壅闭有余之实热证。

五、身柱

（一）基础知识

【穴名释义】穴在第3胸椎棘突下，当两肩胛骨的中央，该处犹如肩胛负重的撑柱，故名身柱。

【定位】在脊柱区，第3胸椎棘突下凹陷中，后正中线上。

【主治】①腰脊强痛；②身热头痛，咳嗽，气喘；③惊厥，癫狂痫；④疔疮发背。

【操作】向上斜刺0.5～1寸。可灸。

【古代文献摘录】

《医宗金鉴》：身柱主治羊痫风，咳嗽痰喘腰背痛。

《百症赋》：癫疾必身柱本神之命。

《玉龙歌》：忽然咳嗽腰背疼，身柱由来灸便轻。

《玉龙赋》：身柱蠲嗽，能除脊痛。

（二）验案举隅

田从豁医案

严某，女，50岁。

4年来脊背发凉如敷冰，心中寒战，四肢发冷，并伴有失眠、自汗、纳呆等症，经各种方法治疗效果不佳，特从云南来京求治，于 1983 年 11 月收入院治疗。

单纯隔姜灸身柱穴，第 1 天上午、下午各灸 1 次后背凉减轻，已无寒战，5 天后背凉消失，以后改为每天灸 1 次，诸症逐渐好转。2 周后痊愈出院。

随访 2 年未再发。

——《中国百年百名中医临床家丛书·田从豁》

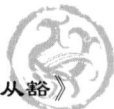

【按语】

身柱穴位于第 3、4 胸椎之间，迫近胸肺，是肺气和心阳出入之门户。灸之可以益肺气、振心阳，阳盛则阴消，背寒肢冷遂去。

六、大椎（督脉、大肠经、三焦经、小肠经、胃经、胆经、膀胱经之交会穴）

（一）基础知识

【穴名释义】穴在第 7 颈椎棘突下，因其椎骨最大，故名大椎。

【定位】在脊柱区，第 7 颈椎棘突下凹陷中，后正中线上。

【主治】①项强，脊痛；②恶寒发热，咳嗽，气喘，骨蒸潮热，热病，疟疾；③胸痛；④癫狂痫，小儿惊风；⑤风疹，痤疮。

【操作】向上斜刺 0.5～1 寸。可灸。

【古代文献摘录】

《肘后歌》：疟疾寒热真可畏，须知虚实可用意；间使宜透支沟中，大椎七壮合圣治；连日频频发不休，金门刺深七分是。

《素问病机气宜保命集》：骨热不可治，前板齿干燥，当灸百会、大椎。

（二）验案举隅

贺普仁医案一

王某，男，17 岁。

主诉：高热 3 天。

3 天前出现周身冷，肌肤发热，头痛，在外院诊断为"上感"，曾服用复方阿司匹林等药物，发热不退。伴有倦怠乏力，纳差，小便黄，大便干。望诊：面赤，咽部充血。舌红，苔薄白。切诊：脉浮数。

辨证：风寒束表，入里化热。

取穴：大椎（拔罐放血）、攒竹（点刺放血）。

——《中国百年百名中医临床家丛书·贺普仁》

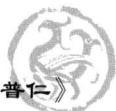

【按语】

督脉为阳脉之海，统摄全身阳气。大椎位于督脉之上，该穴又为手足三阳经所会之处，阳气最盛，功擅泄热。攒竹为足太阳膀胱经腧穴，太阳主表，取之放血可以疏风泄热解表。

贺普仁医案二

王某，女，32 岁。

午后低热 3 个月，体温 37.5℃。

3 个月来，午后低热，颧红，体倦，心悸，夜不成寐，不思饮食，面色无华，月经不调，带下、二便正常。舌体胖，苔薄白，脉细弦。

辨证：思虑劳倦伤脾，气血无生化之源，以致阴虚发热。

治则：健脾胃，退劳热。

取穴：大椎、胆俞、膈俞、脾俞。

刺法：以 1 寸毫针，刺入穴位 5～6 分深，均用补法。

针后饮食稍增，体温由 37.5℃降至 37℃，继用前穴治疗，共针刺 10 次，低烧退至 36.5℃，饮食正常，心悸除，体倦消失，痊愈，恢复工作。

——《中国百年百名中医临床家丛书·贺普仁》

【按语】

大椎不仅可以疏风解表，治表热，还可以清阴虚内热，治疗骨蒸潮热。《素问·病机气宜保命集》："骨热不可治，前板齿干燥，当灸百会、大椎。"本案为阴虚发热，故除用大椎穴退热之外，配伍善清虚热之四花穴，佐用脾俞健脾益气、扶助正气。

七、哑门（督脉、阳维脉之交会穴）

（一）基础知识

【穴名释义】本穴主治不能言，为治哑要穴。

【定位】在颈后区，第 2 颈椎棘突上际凹陷中，后正中线上。

【主治】①头重，头痛，颈项强急；②中风，暴瘖，舌缓不语；③癫狂痫，癔病。

【操作】正坐位，头微前倾，项部放松，向下颌方向缓慢刺入 0.5～1 寸；不可向上深刺，以免刺入枕骨大孔，伤及延髓。可灸。

【古代文献摘录】

《玉龙歌》：偶尔失音言语难，哑门一穴两筋间，若知浅针莫深刺，言语音和照旧安。

《百症赋》：哑门关冲，舌缓不语而要紧。

216

（二）验案举隅

贺普仁医案

谭某，男，5岁。

主诉：口吃2年余。

自2年前上幼儿园时出现口吃，不能说出整句话。现正进行语言训练治疗，经治4月余，未见效果。抱着试试看的心态，而来求治于中医针灸。余未述不适，纳可，眠安，二便调。

诊断：口吃。

辨证：心神稚嫩障碍，舌窍闭塞失灵。

治则：开窍通络。

取穴：通里、列缺、哑门、局部。

刺法：毫针点刺。

治疗1次后即明显好转，家属大为诧异，继续治2次痊愈。

——《中国百年百名中医临床家丛书·贺普仁》

【按语】

哑门位于项部，内应于舌，可以通舌络、开舌窍，为治疗语言障碍的要穴。

郑魁山医案

患者，男，10岁。

其父代诉：患儿2岁时曾发高热，待高热退后发现丧失听说能力，甚至听不到敲锣声，西医诊断为"完全性聋哑"，到处求医未见效。检查：患者不能辨别背后击掌声，不会说话。舌质红，苔薄白，脉弦数。

证系外感侵袭，壅塞经络，清窍被蒙之后天聋哑。

采用祛邪扶正，疏通经络，聪耳通窍之法治之。

先针听宫，用平补平泻法，使针感放散到耳内；哑门用金鸡啄米法，使针感放散到喉舌部；配耳门、翳风、外关，或听会、百会、中渚，用平补平泻法，留针 20 分钟。两组穴位轮换使用，每日 1 次。

治疗 20 次后，能听到吹号声，又加针上廉泉向舌根斜刺。治疗 40 次后，能说"1、2、3、4"等。针治 5 个月能辨别高低声讲话，并能叫"爸爸、妈妈"。

半年后随访，已能说简单语句，上课坐第 1 排能听到老师讲话。

——《中国百年百名中医临床家丛书·郑魁山》

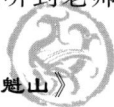

【按语】

郑魁山教授治疗聋哑经验，以听宫、哑门为主穴。其中哑门穴操作方法：针时左手食指紧按针穴，右手持针向下颌方向直刺 3～5 分，得气后采用金鸡啄米法，均匀地提插 1 分钟，使针感传向喉舌部，不留针。

郑魁山教授金鸡啄米法：左手拇指或食指紧按针穴，拇、食二指持针，进针后用提插法找到感应，然后行重插轻提的小幅度提插 3～5 次，留针与否根据病情而定。因本法操作时重按轻提，有似金鸡啄米，故名之。

八、风府（督脉、阳维脉之交会穴）

（一）基础知识

【穴名释义】府，聚也。风府意为风邪聚结之处。伤于风者，上先受之。穴当人体上部之头项，易为风邪所侵袭。本穴主治风疾。

【定位】在颈后区，枕外隆凸直下，两侧斜方肌之间凹陷中。

【主治】①颈项强痛，头痛，眩晕；②咽喉肿痛，失音，目痛，鼻衄；③中风，癫狂痫，癔病。

【操作】正坐位，头微前倾，项部放松，向下颌方向缓慢刺入0.5～1寸；不可向上深刺，以免刺入枕骨大孔，伤及延髓。可灸。

【古代文献摘录】

《医宗金鉴》：哑门风府只宜刺，中风舌缓不能言，颈项强急及癔疾，头风百病与伤寒。

《玉龙歌》：头项强痛难回顾，牙疼并作一般看，先向承浆明补泻，后针风府即时安。

《素问·骨空论》：大风颈项痛，刺风府。

《席弘赋》：风池风府寻得到，伤寒百病一时消。

《肘后歌》：腿脚有疾风府寻。

（二）验案举隅

窦材医案

窦材治一人，头风发则眩晕呕吐，数日不食。为针风府穴，向左耳入三寸，去来留十三呼，病患头内觉麻热，方令吸气出针，服附子半夏汤，永不发。华佗针曹操头风，亦针此穴，立愈。

附子半夏汤（川附、生姜、半夏、陈皮）：治胃虚、冷痰上攻、头目眩晕、眼昏呕吐等证。

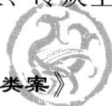

——《续名医类案》

【按语】

风府穴善祛头部之风，可以清头明目，为治疗头痛眩晕之效穴。

谢锡亮医案

薛某，女，25岁，太原某饭店炊事员。

1958年秋因受刺激，患精神分裂症，狂躁不安，语无伦次，妄见妄听，入精神病院治疗月余未见好转。蓬头垢面，撕衣扯被，不进饮食，面色白，表情呆滞，问之不答，答也非所问。二便不多，日夜不眠，体质尚佳。

由其母护理，趁其姿势所便，勉强针刺风府2.7寸，配穴取太溪、太冲，以清脑醒神。次日复诊，症状无改变，仍治疗如前，针治历时40分钟，当晚入睡3小时。又次日第3诊，取穴同前，再加刺足三里，下午排大便1次，晚上饮水1大杯。从此间日针1次，渐见向愈。共针治9次，深刺风府8次，休养月余而恢复健康。

此后数年，某次我在其饭店与其邂逅，见其一如常人。她也喜出望外，感谢医治之情。

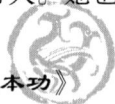

——《针灸基本功》

【医家简介】

谢锡亮，1926年生，河南省原阳县人。早年毕业于河南日文专科学校。1950年投考苏州中国针灸学研究社实习研究班，拜针灸家承淡安先生为师，学习针灸。擅长古典针术子午流注、深刺风府、直接灸法。

【按语】

风府穴可以醒脑安神，常用于治疗精神类疾患。谢锡亮强调针刺风府经验：被刺者一定要头正项直，肌肉放松，针向耳垂或鼻尖，如果过度仰面或针向眉间，易进入枕骨大孔，危及生命中枢。针尖到达深部时，术者要如临深渊、小心翼翼，掌握好方向。

针刺风府不当所致事故案例

　　1959 年，一个 20 多岁的农村妇女，患精神分裂症已数月。一个卫生学校的老师，让卫校学生收来该患者，在 4 人的扶持下，取站立姿势，强迫深刺风府穴。如此两次后，病情有所好转，患者主动要求治疗。当时该老师很高兴，以为深刺无妨。第 3 次下针后，病人站立不稳，面色苍白，呼吸困难，医者立即注射强心针，进行人工呼吸，抢救多时无效死亡。

　　　　　　　　　　　　　　　　　　　——《针灸基本功》

【按语】

　　风府穴临床操作时，应注意针刺角度与深度，以防刺入延髓，危及生命。

九、百会（督脉、膀胱经之交会穴）

（一）基础知识

　　【穴名释义】又名三阳五会。本穴为手足六阳经、督脉、足厥阴经交会之处，故名百会。

　　【定位】在头部，前发际正中直上 5 寸。

　　【主治】①头风，头痛，眩晕，耳鸣；②中风，痴呆，癫狂痫，癔病，瘛疭；③惊悸，失眠，健忘；④脱肛，阴挺，腹泻。

　　【操作】平刺 0.5～0.8 寸。升阳举陷可用灸法。

　　【古代文献摘录】

　　《医宗金鉴》：百会主治卒中风，兼治癫痫儿病惊，大肠下气脱肛病，提补诸阳气上升。

《胜玉歌》：头痛眩晕百会好。

《席弘赋》：小儿脱肛患多时，先灸百会次鸠尾。

《百症赋》：脱肛趋百会尾翳之所。

《肘后歌》：阴核发来如升大，百会妙穴真可骇。

《神灸经纶》：泄泻，久泻滑脱下陷，百会、脾俞、肾俞。

《灵光赋》：百会鸠尾治痢疾。

《席弘赋》：咽喉最急先百会，太冲照海及阴交。

《玉龙歌》：中风不语最难医，发际顶门穴要知，更向百会明补泻，即时苏醒免灾危。

《玉龙赋》：原夫卒暴中风，囟门、百会。

（二）验案举隅

贺普仁医案

刘某，男，26 岁。

主诉：脱肛 20 年。

患者幼时身体健康，6 岁时患痢疾久泻不止，导致肛门脱出，多方治疗未愈。工作后，脱肛渐渐加重，大便带血，用力后肛门脱出不能回纳，疼痛严重，不能下蹲。食欲一般，大便正常，常带有鲜血。面色黄，身体消瘦。舌苔白，脉细。

辨证：脾阳不振，中气下陷。

治则：升阳举陷。

取穴：百会、长强。

刺法：以艾卷灸百会，每次 30 分钟，补法。中等火针速刺长强。

治疗 4 次脱肛消失，至今未再复发。

——《中国百年百名中医临床家丛书·贺普仁》

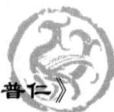

滑伯仁医案

滑伯仁治胡元望之女，生始六月，病泄泻不已，与灸百会穴愈。

——《续名医类案》

【医家简介】

滑寿（1304—1386），字伯仁，自号樱宁生。为元末明初著名的医家。曾拜京口（今镇江）名医王居中为师，对《内经》《难经》作了深刻研究，深得要旨。他在学习过程中感到《素问》《难经》中论述虽然详尽、深奥，但原书结构层次上有欠分明，文字亦有个别缺漏之处，就根据读书的体会著述了《难经本义》《读素问钞》等书。

滑寿不仅精通内科疾病的诊治，而且拜东平（今山东东平县）高洞阳为师，学习针灸，得以精通针术，对经络理论很有研究，著有《十四经发挥》，提升奇经八脉中任督二脉的重要性，提出任督二脉与十二经并称十四经学说。此书为滑寿的代表作。

【按语】

百会属于督脉，位于巅顶，应于天，天为清阳之会，高者举之，可升阳举陷。本穴可以治疗各种阳气下陷所致的脱肛、阴挺、久泻诸疾。

十、上星

（一）基础知识

【穴名释义】穴在前发际正中直上 1 寸陷中，下通目气，可治目疾，功可开光明目，犹如星之居上，故名上星。

【定位】在头部，前发际正中直上 1 寸。

【主治】①头痛，目痛，鼻渊，鼻衄；②热病，疟疾；③癫狂。

【操作】平刺 0.5～0.8 寸。可灸。

【古代文献摘录】

《医宗金鉴》：上星通天主鼻渊，息肉痔塞灸能痊，兼治头风目诸疾，炷如小麦灼相安。

《铜人》：以细三棱针刺之，即宣泄诸阳热气，无令上冲头目。

《玉龙歌》：若是头风并眼痛，上星穴内刺无偏。

《玉龙赋》：头风鼻渊，上星可用。

（二）验案举隅

肖少卿医案

周某，男，16 岁。

近两个月来，经常鼻中出血，经服中药犀角地黄汤 6 剂、四生丸 60g，症情好转，已半月未出血。今又鼻中出血，伴有发热咳嗽。脉象浮数。

证属鼻衄，谅由风热蕴肺，上迫鼻窍，导致血热妄行而成。

方用清热止衄方加减治之，乃取合谷、上星、少商、尺泽。操作法：少商点刺放血；合谷、上星、尺泽用毫针刺，泻法。留针 15 分钟，鼻衄即止。

翌日复诊，患者说：昨日针后鼻中未出血。再针 1 次以巩固疗效。3 月后随访，未见复发。

——《中国针灸处方学》

【按语】

肖少卿经验方之清热止衄方：合谷、上星。肺热鼻衄配天府、尺泽；胃热鼻衄配冲阳、内庭。刺法：毫针刺。功能清热止衄，治疗鼻衄。督脉为阳脉之海，上星位于督脉，下通鼻窍，善治热邪上攻导致的鼻中衄血。合谷可以清泻阳明热邪。

十一、神庭（督脉、膀胱经、胃经之交会穴）

（一）基础知识

【穴名释义】穴在额上发际正中直上 0.5 寸处，脑为元神之府，额部又称天庭，故名之神庭。

【定位】在头部，额前部发际正中直上 0.5 寸。

【主治】①癫狂痫，中风；②头痛，目眩，失眠，惊悸；③目赤，目翳，鼻渊，鼻衄。

【操作】平刺 0.5 ～ 0.8 寸。可灸。

【古代文献摘录】

《医宗金鉴》：神庭主灸羊痫风，目眩头痛灸脑空。

《玉龙歌》：头风呕吐眼昏花，穴取神庭始不差。

《玉龙赋》：神庭理乎头风。

（二）验案举隅

贺普仁医案

陈某，女，54 岁。

头晕两月余，阵发性加重。

两个月来头晕沉，劳累则加重。重时头晕目眩，如坐舟车，不能行走，耳鸣，恶心欲吐，纳差，大便溏薄。舌淡胖，边有齿痕，脉沉细。血压 90/60mmHg。

证属脾虚，气血化源不足，头窍失养之眩晕。

手持艾条，温和悬灸神庭穴，以局部灼热感为度，灸30分钟；配合针刺中脘、风池。治疗后，自觉头目清爽。每日1次，连治10天，眩晕未再发作。

——《中国百年百名中医临床家丛书·贺普仁》

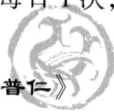

【按语】

神庭穴位于头部正中，为督脉与足太阳、阳明经交会之处，功擅清头散风。贺老常用艾灸神庭穴治疗眩晕，临床疗效满意。本案用温和悬灸神庭穴以祛风清头定眩，配针刺风池加强清利头部之功。用中脘穴健脾益气以扶助其正气，又可和胃降逆。

（三）靳瑞经验

靳瑞教授之"智三针"：神庭、左右本神。刺法：由前向后平刺。"智三针"的位置在前额部，相当于大脑的额叶投影区，可以治疗智力低下、老年痴呆、中风后遗症、前头痛、眼病等。

十二、水沟（督脉、大肠经、胃经之交会穴）

（一）基础知识

【穴名释义】穴在鼻柱下人中，喻穴处犹如涕水下流之沟渠。

【定位】在面部，在人中沟的上1/3与下2/3交界处。

【主治】①昏迷，晕厥，中风，中暑，癔病，癫狂痫，急慢惊风；②鼻塞，鼻衄，面肿，口歪，齿痛；③闪挫腰痛；④牙关紧闭。

【操作】向上斜刺0.3～0.5寸，强刺激；或指甲掐按。

【古代文献摘录】

《医宗金鉴》：水沟中风口不开，中恶癫痫口眼㖞，刺治风水头面肿，灸治儿风急慢灾。

《席弘赋》：人中治癫功最高，十三鬼穴不须饶。

《灵光赋》：水沟间使治邪癫。

《玉龙歌》：中风之症症非轻，中冲二穴可安宁，先补后泻如无应，再刺人中立便轻。

《胜玉歌》：泻却人中及颊车，治疗中风口吐沫。

《玉龙歌》：强痛脊背泻人中，挫闪腰酸亦可攻，更有委中之一穴，腰间诸疾任君攻。

《玉龙赋》：人中、委中，除腰脊痛闪之难制。

《玉龙歌》：口臭之疾最可憎，劳心只为苦多情，大陵穴内人中泻，心得清凉气自平。

《玉龙赋》：人中、曲池，可治其痿伛。

《百症赋》：原夫面肿虚浮，须仗水沟前顶。

（二）验案举隅

郑魁山医案

患者，男，39 岁。

盛夏季节，天气炎热，在田野烈日下锄地，突然头昏心慌，出冷汗，昏倒在地，口唇指甲青紫，寒战发抖，手足冰凉，胸腹灼热，脉细数。

证系暑热壅遏，经络阻滞。

采用清泻暑热、开窍醒神之法治之。

先针水沟，向上斜刺，针尖刺抵鼻中隔，用泻法，以泪出为度；配承浆、十宣，用点刺法出血。针后神志清醒，口唇指甲青紫好转。又针合谷、足三里，用平补平泻法，留针 20 分钟，寒战、手足冰凉、胸腹灼热等症逐渐好转。饮 4 杯温开水，休息 1 小时即愈。

——《中国百年百名中医临床家丛书·郑魁山》

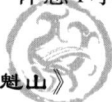

【按语】

水沟为任督二脉交会穴，为阴阳交接之处，刺之可以调和阴阳气血，醒脑开窍，临床常用于急救。

十三、印堂

（一）基础知识

【穴名释义】额部两眉之间为印堂，穴在此处。

【定位】在头部，两眉毛内侧端中间的凹陷中。

【主治】①头痛，眩晕，失眠；②鼻塞，鼻渊，鼻衄，眉棱骨痛，目痛；③小儿惊风。

【操作】提捏进针，从上向下平刺 0.3 ~ 0.5 寸，或向左、右透刺攒竹、睛明等，深 0.5 ~ 1 寸。

【古代文献摘录】

《玉龙歌》：孩子慢惊何可治，印堂刺入艾还加。

《玉龙赋》：印堂治其惊搐。

（二）靳瑞经验

靳瑞教授之"鼻三针"：印堂（向下斜刺）、迎香（向鼻翼方向斜刺）、上迎香（向下斜刺）。治疗过敏性鼻炎。

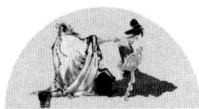

第十四章　任脉腧穴

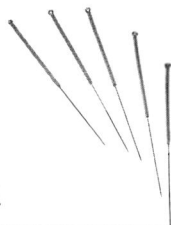

一、中极（膀胱之募穴，任脉、脾经、肝经、肾经之交会穴）

（一）基础知识

【穴名释义】中，中点。极，尽头处。穴位于前正中线上，又为躯干之尽头。

【定位】在下腹部，脐中下4寸，前正中线上。

【主治】①少腹胀满小便不利，遗尿；②遗精，阳痿；③月经不调，痛经，赤白带下。

【操作】直刺1～1.5寸，本穴深部为膀胱，应在排尿后针刺；孕妇慎用。可灸。

【古代文献摘录】

《玉龙歌》：赤白妇人带下难，只因虚败不能安，中极补多宜泻少，灼艾还须着意看。

（二）验案举隅

郑魁山医案

患者，男，18 岁。

自幼遗尿，每夜 2～3 次，从未间断，冬季或天冷有时一夜 4 次，曾经中西医各种疗法医治，未见明显效果。患者身体营养一般，未发现生理缺陷，面色无华。舌质淡，苔薄白，脉沉细。

证系肾气不固，膀胱失约之气虚遗尿。

采用培元补肾，约束膀胱之法治之。

先针中极、三阴交，用热补法，使热感传到小腹和足趾，配百会穴用补法。

第 1 次治疗后，夜间仅遗尿 1 次，针治 8 次后遗尿消失。

同年 10 月随访，未复发。

——《中国百年百名中医临床家丛书·郑魁山》

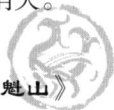

【按语】

遗尿指睡眠中小便自遗，醒后方觉。正常 3 岁以上小儿逐渐能够控制小便，若此时仍不能控制则为遗尿。多因膀胱失约所致。

此案为肾气不足，膀胱失约之遗尿。中极为膀胱募穴，可以调理膀胱气机，运用补法可以加强膀胱气化功能。郑魁山经验：针刺此穴时针尖向下斜刺，使针感传至外生殖器及会阴部，并有抽动感。三阴交为足三阴交会，运用补法可以统补肝脾肾三经之气，以加强膀胱之约束功能。配伍百会穴以升阳固脱。

田从豁医案

王某，男，44 岁，1978 年 3 月 11 日初诊。

主诉：小便淋漓涩痛 1 年余。

现病史：患者患慢性前列腺炎 1 年多，经常腰痛，小腹下坠，小便淋漓不尽，每当劳累则加重。曾在泌尿科诊治，予治疗前列腺炎药物效果不明显。现小便茶色，淋漓不尽，尿道灼痛，口干思饮。脉弦滑，苔薄黄。

西医诊断：慢性前列腺炎。

中医诊断：淋证（血淋实证）。

治则：清热利湿。

处方：中极、三阴交、曲泉、血海。针用平补平泻法。

治疗经过：治疗 3 次患者小便淋漓涩痛症状好转，尿色变淡；继续治疗，加脾俞、肾俞穴。共治疗 20 次，患者症状完全缓解。

随访 3 年未复发。

——《中国百年百名中医临床家丛书·田从豁》

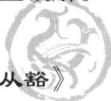

【按语】

此案为膀胱湿热所致的小便不利，故取膀胱募穴中极清利膀胱湿热，通利小便；用三阴交健脾利湿通淋。

二、关元（小肠之募穴，任脉、脾经、肝经、肾经之交会穴）

（一）基础知识

【穴名释义】穴在脐下 3 寸，为人身元阴元阳关藏之地，故名关元。

【定位】在下腹部，脐中下 3 寸，前正中线上。

【主治】①中风脱证，虚劳冷惫，羸瘦无力（本穴有强壮作用，为保健要穴）；②少腹疼痛，腹泻，痢疾，脱肛，疝气；③遗精，阳痿，早泄，尿闭，尿频；④月经不调，带下，痛经，经闭，崩漏，带下，阴挺。

【操作】直刺 1~1.5 寸。可灸。孕妇慎用。

【古代文献摘录】

《医宗金鉴》：关元诸虚泻浊遗。

《席弘赋》：小便不禁关元好。

《席弘赋》：若是七疝小腹痛，照海阴交曲泉针。又不应时求气海，关元同泻效如神。

《玉龙歌》：肾强疝气发甚频，气上攻心似死人，关元兼刺大敦穴，此法亲传始得真。

《玉龙歌》：肾气冲心得几时，须用金针疾自除，若得关元并带脉，四海谁不仰明医。

《玉龙赋》：带脉、关元多灸，肾败堪攻。

《玉龙赋》：涌泉、关元、丰隆，为治尸劳之例。

（二）验案举隅

贺普仁医案

陈某，70 岁。

阳痿 4 年。

4 年前患阳痿、早泄，阴茎勃起无力。原孤单一人，无意治疗。近日再婚，求治心切。食欲好，夜寐安，小便频数，大便正常。望诊：舌淡红，苔薄白。切诊：脉沉缓。

辨证：年已古稀，肾阳不足。

治则：添精髓，补肾阳。

取穴：关元、大赫、三阴交。

刺法：毫针刺入 1.5 寸深，补法。

2 诊症状无明显改善。3 诊自述症状好转，晨起前能自动勃

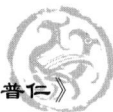

起。4 诊自述勃起坚硬，阳气大振，犹如壮年。

——《中国百年百名中医临床家丛书·贺普仁》

【按语】

关元位于脐下三寸，穴属任脉，正当人体丹田所在，为脐下肾间动气所发之处，人身元阴元阳关藏之地，补之可以温肾壮阳、补益肾精，治疗肾阳不足所致的生殖系统疾患。大赫穴属于肾经，可益肾种子。

《扁鹊心书》医案

绍兴间，刘武军中步卒王超者，本太原人，后入重湖为盗，曾遇异人，授以黄白住世之法，年至九十，精彩腴润。辛卯年间，岳阳民家，多受其害，能日淫十女不衰。后被擒。临刑，监官问曰：汝有异术，信乎？曰：无也，惟火力耳。每夏秋之交，即灼关元千炷。久久不畏寒暑，累日不饥，至今脐下一块，如火之暖。岂不闻土成砖，木成炭，千年不朽，皆火之力也。死后，刑官令剖其腹之暖处，得一块非肉非骨，凝然如石，即艾火之效耳。

——《扁鹊心书》

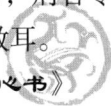

【按语】

关元为强壮保健要穴，常灸此穴，可以补益先天元气，补肾益精，延年益寿。

三、气海

（一）基础知识

【穴名释义】穴为先天元气汇聚之处，主治脏气虚衰、真气不足等气疾。

【定位】在下腹部，脐中下 1.5 寸，前正中线上。

【主治】①中风脱证，形体羸瘦，脏气衰惫，乏力（本穴有强壮作用，为保健要穴）；②腹痛，泄泻，痢疾，便秘；③小便不利，遗尿；④遗精，阳痿，滑精；⑤月经不调，闭经，崩漏，带下，阴挺；⑥水肿，气喘。

【操作】直刺 1～1.5 寸。可灸。孕妇慎用。

【古代文献摘录】

《铜人》：今附气海者，是男子生气之海也，又治脏气虚惫，真气不足，一切气疾，久不差，悉皆灸之。

《医宗金鉴》：气海主治脐下气。

《胜玉歌》：诸般气症从何治，气海针之灸亦宜。

《玉龙歌》：气喘急急不可眠，何当日夜苦忧煎，若得璇玑针泻动，更取气海自安然。

《玉龙赋》：尪羸喘促，璇玑、气海当知。

《席弘赋》：水肿水分兼气海，皮内随针气自消。

《席弘赋》：腰连膝肿急必大，便于三里攻其隘，下针一泻三补之，气上攻噎只管在，噎不在时气海灸，定泻一时立便瘥。

《席弘赋》：若是七疝小腹痛，照海阴交曲泉针。又不应时求气海，关元同泻效如神。

《席弘赋》：气海专能治五淋，更针三里随呼吸。

《灵光赋》：气海血海疗五淋。

《百症赋》：针三阴于气海，专司白浊久遗精。

（二）验案举隅

朱丹溪医案

丹溪治一妇，面白、形长、心郁，半夜生产，侵晨晕厥，急灸气海十五壮而苏，后以参、术等药，服两月而安。

——《名医类案》

【医家简介】

朱丹溪（1281—1358），字彦修，名震亨，婺州义乌（今浙江义乌市）人，元代著名医学家。倡导滋阴学说，创立丹溪学派，对祖国医学贡献卓著，誉为"金元四大医家"之一。主要著述有《局方发挥》《格致余论》等。

【按语】

气海穴为先天元气所聚，大艾炷灸之，可以大补元气，回阳固脱。

四、神阙

（一）基础知识

【穴名释义】阙，宫门。穴在脐中，胎儿赖此从母体获得营养而具形神，神阙喻此处为元神之阙门。

【定位】在脐区，脐中央。

【主治】①中风脱证，虚脱，形寒神惫，尸厥，风痫；②腹痛，腹胀，泄泻，痢疾，便秘，脱肛；③水肿，鼓胀，小便不利。

【操作】一般不针，多用艾炷隔盐灸法。

【古代文献摘录】

《医宗金鉴》：神阙百病老虚泻，产胀溲难儿脱肛。

（二）验案举隅

王执中医案

予旧苦脐中疼，则欲溏泻，常以手中指按之少止。或正泻下，亦按之，则不疼。它日灸脐中，遂不疼矣。后又尝溏利不已，灸之则止。凡脐疼者，宜灸神阙。

——《针灸资生经》

【按语】

神阙位于脐中，可以调理肠腑，凡虚寒型的腹痛或泄泻之疾，取本穴灸之，可以温阳散寒，止痛止泻。

承乃盈医案

先父梦琴公曾谓其壮年时，在沙洲纯阳堂治一农人，患阴霍乱，六脉已伏，体已僵直，气如游丝，家人环视，俱谓不治矣。将疡科用之丁桂散加麝香分许，满置脐中，上用大艾柱灸之，至四肢温六脉出而止。计烧去艾绒有四两余，脐周之肉，灼至溃腐，后为敷玉红膏而愈。

——《承淡安针灸师承录》

【按语】

此案为霍乱所致的脱证，大艾炷灸神阙可以回阳救逆固脱，加入温热药可以加强温里补阳之功。

五、中脘（胃之募穴，腑会，任脉、小肠经、胃经之交会穴）

（一）基础知识

【穴名释义】脘指胃腑。穴在脐上 4 寸，当胃之中部。

【定位】在上腹部，脐中上 4 寸，前正中线上。

【主治】①胃痛，呕吐，吞酸，呃逆，吞酸；②腹胀，腹痛，泄泻；③痞疾，黄疸；④癫狂，失眠。

【操作】直刺 1~1.5 寸。可灸。

【古代文献摘录】

《医宗金鉴》：中脘主治脾胃伤，兼治脾痛疟痰晕，痞满翻胃尽安康。

《循经》：一切脾胃之疾，无所不疗。

《甲乙经》：胃胀者，中脘主之。

《玉龙歌》：九种心痛及脾疼，上脘穴内用神针，若还脾败中脘补，两针神效免灾侵。

《玉龙赋》：上脘、中脘，治九种心痛。

《玉龙歌》：脾家之症有多般，致成翻胃吐食难，黄疸亦须寻腕骨，金针必定夺中脘。

《灵光赋》：中脘下脘治腹坚。

《肘后歌》：伤寒腹痛虫寻食，吐蛔乌梅可难攻，十日九日必定死，中脘回还胃气通。

《玉龙赋》：脾虚黄疸，腕骨、中脘何疑。

《百症赋》：中脘主乎积痢。

（二）验案举隅

贺普仁医案

林某，男，40 岁。

逢冬季必犯，两手肿胀、裂口、疼痛，不能参加活动，需穿大棉手套休息，已连续数年之久。食欲不振，大便不调，小便正常。望诊：面黄，舌苔白。脉象：沉细。

辨证：中阳不足，不能温煦四肢所致。

治则：温中散寒，通经活络。

刺法：取中脘，艾盒灸 30 分钟。每周治疗 2～3 次，坚持灸治一个半月，两手冻疮愈合。次年嘱患者自购艾盒灸中脘。随访，冻疮未复发。

——《中国百年百名中医临床家丛书·贺普仁》

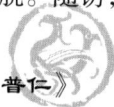

【按语】

冻疮的发生多由体内阳虚生寒，与外寒相合而引发。贺老认为中脘穴具有振奋阳气的功用，灸之可以温暖中焦，补益气血而荣养肌肤，可用于治疗冻疮。

窦材医案

一人病痫三年余，灸中脘五十壮，即愈。

——《扁鹊心书》

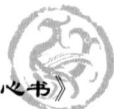

【按语】

中脘为胃募，可以健脾胃化痰，治疗痰蒙心窍之神志病。

（三）靳瑞经验

靳瑞教授之“胃三针”：中脘、足三里、内关。刺法：均为直刺。“胃三针”主治各种胃脘痛。中脘为胃之募穴，足三里为胃之下合穴，募合相配治疗腑病；内关通于阴维，合于胃心胸，可以宽胸理气止痛。

六、巨阙（心之募穴）

（一）基础知识

【穴名释义】巨，巨大。阙，宫门。穴为心之募穴，上临心界，犹如至尊之地的宫殿大门。

【定位】在上腹部，脐中上6寸，前正中线上。

【主治】①胸闷，胸痛，心痛，心悸；②呕吐，腹胀；③癫狂痫。

【操作】直刺0.3~0.6寸；不可深刺，以免伤及肝脏。可灸。

【古代文献摘录】

《医宗金鉴》：巨阙九种心疼痛，痰饮吐水息贲宁。

《胜玉歌》：霍乱心疼吐痰涎，巨阙着艾便安然。

《百症赋》：膈痛饮蓄难禁，膻中巨阙便针。

（二）验案举隅

窦材医案

一人功名不遂，神思不乐，饮食渐少，日夜昏默，已半年矣，诸治不效。此药不能治，令灸巨阙百壮，关元二百壮，病减半。

令服醇酒，一旦三度，一月全安。

——《续名医类案》

【按语】

此案例得之于所愿不遂，损伤心神，心失所养，故日夜昏默。大致相当于中医的郁病范畴。巨阙为心之募穴，取之宁心安神，可治心神病变。运用灸法可宽胸理气，开郁散结。此案为情志抑郁，思虑伤脾，脾失健运，不能化生气血。取关元穴灸之，益肾气而助脾运，以扶助正气。

七、膻中（心包之募穴，八会穴之气会）

（一）基础知识

【穴名释义】膻，胸中。穴在胸腔中央，平乳头。

【定位】在胸部，横平第4肋间隙，前正中线上。

【主治】①胸闷，胸痛，心痛，心悸；②咳嗽，气喘；③呕吐，呃逆，噎膈；④乳少，乳痈，乳房胀痛。

【操作】直刺0.3~0.5寸；或平刺。可灸。

【古代文献摘录】

《医宗金鉴》：膻中穴主灸肺痈，咳嗽痰喘及气瘿。

《图翼》：此气之会也，凡上气不下，及气噎、气隔、气痛之类，均宜灸之。

《玉龙歌》：哮喘之症最难当，夜间不睡气遑遑，天突妙穴宜寻得，膻中着艾便安康。

《玉龙赋》：天突、膻中医喘嗽。

《胜玉歌》：噎气吞酸食不投，膻中七壮除膈热。

《百症赋》：膈痛饮蓄难禁，膻中巨阙便针。

（二）验案举隅

郑魁山医案

患者，女，26 岁。

产后半月，因和丈夫争吵生气，乳汁突然减少，右乳房胀痛，胸闷胃胀，嗳气心烦。检查：右乳房无红肿，有压痛。舌质红，苔薄白，脉弦。

证系肝郁气滞，气血失畅，乳汁不通。

采用疏肝解郁、宽胸理气、活络通乳之法治之。先针膻中，向右乳房横刺，用平补平泻法，使针感传到右胸；少泽针尖向上斜刺，配阿是穴、膺窗，用平补平泻法，留针 20 分钟。每日 1 次。针治 1 次后乳汁增多。针治 3 次后，乳汁已能满足婴儿食用。

1 个月后随访，乳汁充足。

——《中国百年百名中医临床家丛书·郑魁山》

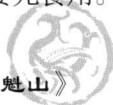

【按语】

膻中位于两乳之中，可以宽胸理气，通乳络。郑魁山经验：膻中治疗乳房病时，向两侧乳房横刺，使针感向整个前胸扩散。

八、天突（任脉、阴维脉之交会穴）

（一）基础知识

【穴名释义】位于胸骨上窝中央，为天部。穴当结喉之下，喉结高而突出，故名天突。

【定位】在颈前区，胸骨上窝中央，前正中线上。

【主治】①咳嗽，气喘，胸痛；②咽喉肿痛，暴喑，瘿气，梅核气；③噎膈。

【操作】先直刺 0.2～0.3 寸，当针尖超过胸骨柄内缘后，即针尖向下紧靠胸骨柄后缘，缓慢向下刺入 1～1.5 寸。必须严格掌握针刺的角度和深度，以防刺伤肺和有关动、静脉。

【古代文献摘录】

《灵光赋》：天突宛中治喘痰。

《百症赋》：咳嗽连声，肺俞须迎天突穴。

《玉龙歌》：哮喘之症最难当，夜间不睡气遑遑，天突妙穴宜寻得，膻中着艾便安康。

《玉龙赋》：天突、膻中医喘嗽。

《胜玉歌》：更有天突与筋缩，小儿吼闭自然疏。

《席弘赋》：谁知天突治喉风。

《图翼》：治一切瘿瘤初起者，灸之妙。

（二）验案举隅

郑魁山医案

患者，女，42 岁。

1948 年因战乱惊吓，每夜因恶梦恐惧惊醒。1949 年 8 月开始觉得有一股气从小腹经胸膈向上直冲咽喉，有时腹痛、恶心、胸闷、昏厥，经常反复发作已 2 年。检查时精神不振，情绪郁闷，面色㿠白，无光泽。舌苔薄白，脉弦。

辨证系惊恐忧思，损伤心肾，累及冲脉，而致阴气上冲，是谓奔豚气。

采用扶正降逆、和中安神之法。

针天突，将针弯成弓形，左手食指紧按针穴，右手持针弓背朝咽喉，不捻不转，沿气管和胸骨之间缓慢直刺 1.5 寸；膻中沿皮向下刺 1 寸；公孙、内关用平补平泻法，留针 30 分钟。针后患者自觉气已不上冲，咽喉也不堵闷。第 2 天诊时仍有恶梦，又按上述穴位和方法针治 1 次，腹痛、恶心等症明显好转。改针百会、神庭、印堂、内关、三阴交，用平补平泻法，留针 20 分钟，每周针治 3 次。针 15 次时症状完全消失，恢复了工作。

1952 年 10 月 2 日随访，未再复发。

——《中国百年百名中医临床家丛书·郑魁山》

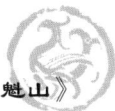

【按语】

天突内应咽喉气道，可以平冲降逆，治疗气上冲咽喉。本穴内有气管，注意针刺角度与深度。郑魁山天突穴刺法：将针弯成弓形，左手食指紧按针穴，右手持针弓背朝咽喉，不捻不转，沿气管和胸骨之间缓慢直刺 1.5 寸。本案配伍膻中理气降逆。

（三）郑魁山经验

郑魁山运用天突穴涌吐风痰法：用左手拇指或食指紧按天突穴，候患者作呕时，速刺天突穴，欲使其激起内脏反射作用，上涌作呕，即可将顽痰涌出。如不能涌出，再以左手拇食指紧切左右廉泉穴（在廉泉左右各 1 寸），候至患者作呕时，用指切速刺法针左右廉泉，速刺速出。

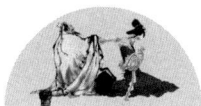

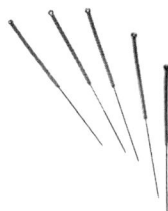

第十五章 经外奇穴

一、四神聪

（一）基础知识

【定位】在头部，百会前、后、左、右各旁开 1 寸，共 4 穴。

【主治】①失眠，健忘，癫狂，痫证；②头痛，头晕，目疾；③中风偏瘫。

【操作】平刺 0.5～0.8 寸。可灸。

（二）验案举隅

贺普仁医案

张某，女，56 岁。

头晕、力弱 1 天。

昨晚入睡较晚，夜寐不安，晨起即觉头晕、恶心，右半身无力，手麻，走路不稳，双腿发软，稍感语言謇涩。测血压 220/100mmHg。

望诊：体胖，面赤，舌质红，苔白腻。切诊：脉弦滑。

辨证：阴虚阳亢，水不涵木，肝风内动。

治则：平肝息风，降逆通络。

取穴：四神聪、合谷、太冲。

刺法：四神聪以三棱针放血，合谷、太冲毫针刺法。治疗 1 次后，头晕、恶心减轻，治疗 3 次后，诸症均有缓解。

共治疗 6 次，症状消失，血压 120/80mmHg。

——《中国百年百名中医临床家丛书·贺普仁》

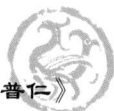

【按语】

四神聪位于头顶，可以清头明目定眩，运用放血疗法，可以迅速降低血压，改善头晕症状。配四关穴以平肝息风潜阳。

二、太阳

（一）基础知识

【定位】在头部，眉梢与目外眦之间，向后约一横指的凹陷中。

【主治】①目赤肿痛，目眩，目涩；②偏正头痛，口眼歪斜，牙痛。

【操作】直刺或斜刺 0.3～0.5 寸；或点刺出血。可灸。

【古代文献摘录】

《玉龙歌》：两眼红肿痛难熬，羞明更涩目难睁，须得太阳针出血，不用金刀疾自平。

《集成》：头风及偏头痛。

《本草纲目》：八月朔风收取（露水），磨墨点太阳穴，止头痛。

《良方集验》：偏正头痛：斑蝥一个，去头、足、翅，隔纸研细为末，筛去衣壳，将末少许点在膏药上。如患左痛，贴右太阳；患右痛，贴左太阳。隔半日取下、永不复发。

《玉龙赋》：左右太阳，医目疼，善除血翳。

《玉龙赋》：睛明、太阳、鱼尾，目症凭兹。

《玉龙赋》：妇人乳痛，少泽与太阳之可推。

（二）靳瑞经验

靳瑞教授之"晕痛针"：印堂、太阳、四神针（靳瑞教授经验取穴：百会穴前后左右各 1.5 寸）。刺法：四神针向四周平刺，并加用艾条温和灸法；印堂向下沿皮刺入鼻根部；太阳直刺 0.8～1 寸深。"晕痛针"治疗耳源性眩晕、头痛伴有头晕症状。

三、耳尖

（一）基础知识

【定位】在耳区，在外耳轮的最高点。

【主治】①目赤肿痛，目翳，麦粒肿；②咽喉肿痛，喉痹，颜面疔疮；③偏正头痛。

【操作】直刺 0.1～0.2 寸；或点刺出血。可灸。

（二）验案举隅

贺普仁医案一

钱某，女，50 岁。

左眼上睑红肿 2 天。

2 天前晨起发现左眼痒痛，眼睑红肿，有硬结，自服牛黄上清丸无效，且眼睑局部肿胀加重，伴有小便黄、大便干，要求针灸治疗。望诊：左眼睑局部红肿，局部有一硬结。舌苔黄，舌边尖红。切诊：脉滑。

诊断：麦粒肿。

辨证：脾胃伏火，风热相搏。

治则：清热泻火，疏风散结。

取穴：患侧耳尖，三棱针快速针刺，放血 3～5 滴。

第 2 天复诊，麦粒状局部红肿稍减，疼痛减轻。取穴：耳背静脉，放血。治疗两次而愈。

——《中国百年百名中医临床家丛书·贺普仁》

【按语】

麦粒肿即眼睑腺炎，又称"针眼"，是皮脂腺受感染引起的一种急性化脓性炎症。临床表现为：局部红肿硬结，疼痛，数日后，硬结顶端出现黄色脓点，最后破溃流出。中医认为本病多得之于脾胃蕴热，或心火上炎，复外感风热，积热与外风相搏，瘀结于眼睑。耳尖放血可以泄热祛风明目，治疗麦粒肿。

贺普仁医案二

黎某，女，16 岁。

游泳后感觉左眼不适，发痒。约 1 小时后，右眼也感到不适，继而双目畏光，流泪，疼痛难忍。纳可，二便调。望诊：双眼结膜充血，舌红苔黄。切诊：脉数。

辨证：风热毒邪，上攻于目。

取穴：耳尖、太阳。三棱针快速点刺，放血各 3～5 滴。

治疗后，痒痛减轻，共治疗 3 次痊愈。

——《中国百年百名中医临床家丛书·贺普仁》

【按语】

本案为急性结膜炎，该病是由病毒、细菌、衣原体感染，直接对结膜刺激所致，具有传染性和流行性。中医称为"天行赤眼"，民间称为"红眼病"。表现为眼睛红赤、发痒、灼热、刺痛、流泪等。取耳尖、太阳放血疗法以泄热解毒消肿。

四、内迎香

（一）基础知识

【定位】 在鼻孔内，鼻翼软骨与鼻甲交界的黏膜处。

【主治】 ①鼻塞，鼻痒，不闻香臭，咽喉肿痛；②目赤肿痛，急性结膜炎；③热病，中暑，眩晕。

【操作】 三棱针点刺出血。有出血体质者忌用。

【古代文献摘录】

《玉龙经》：心火炎上两眼红，好将芦叶搐鼻中，若还血出真为美，目内清凉显妙功。

（二）验案举隅

吴孚先医案

吴孚先治一人目痛，取竹叶一片，刺鼻之迎香穴，出血而痊。

——《续名医类案》

【按语】

内迎香穴上通于目，可放血泄热以治疗目疾。

贺普仁医案

侯某，男，52岁。

主诉左侧头痛，目胀已半载，痛剧时不可忍耐，眠食俱废，大便干燥，久治不效。望诊：患者体盛，面赤，舌苔黄。切诊：脉弦滑有力。

辨证：阳明胃热加肝胆之火，上冲头目。

治则：去肝胆风阳，泄胃腑郁热。

选用太阳、下关、合谷等穴，用泻法，留针30分钟。疼痛有所缓解。但1小时后患者又来门诊，谓回家后50分钟，突然左额剧痛如裂，目胀痛似脱，旋予速刺内迎香放血，血未尽而痛自止。患者转悲为喜。

后经追访，病未复发。

——《中国百年百名中医临床家丛书·贺普仁》

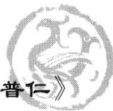

【按语】

内迎香放血可以清头明目，治疗热邪上攻头目所致的头痛目痛。

五、金津、玉液

（一）基础知识

【定位】 在口腔内，舌下系带两侧的静脉上。

【主治】 ①舌强，舌肿，失语，口疮；②呕吐，消渴。

【操作】 点刺出血。

针灸名家
取穴验案精讲

【古代文献摘录】

《千金方》：治舌卒肿，满口溢出如吹猪胞，气息不得通。

（二）验案举隅

贺普仁医案

王某，男，46 岁。

舌肿痛 1 天。

舌部无明显诱因出现肿胀、疼痛，影响讲话和进食，自服银翘解毒丸未效，且咽部也出现不适感。纳差，小便黄，大便 2 日未行。望诊：舌红肿，苔黄。切诊：脉弦滑。

辨证：心胃之火上炎，气血阻滞不通。

治则：清热泻火，调畅气血。

取穴：金津、玉液。

刺法：三棱针缓刺放血。

第 1 次放血时，较多暗色血液，出血后自觉舌头活动较前灵活，疼痛减轻。每日 1 次，每次选择舌下静脉的不同点。共治疗 4 次，临床痊愈。

——《中国百年百名中医临床家丛书·贺普仁》

【按语】

金津、玉液位于舌下静脉，放血可以泄热消肿，活血通络止痛，可用于治疗舌肿胀、口舌生疮、舌强不语诸疾。

六、颈百劳

（一）基础知识

【定位】在颈部，第 7 颈椎棘突直上 2 寸，后正中线旁开 1 寸。

【主治】①颈项强痛；②咳嗽，气喘，骨蒸潮热，盗汗。

【操作】直刺 0.5 ~ 1 寸。可灸。

【古代文献摘录】

《玉龙歌》：满身发热痛为虚，盗汗淋淋渐损躯，须得百劳椎骨穴，金针一刺疾俱除。

《医宗金鉴》：百劳穴灸汗津津。

《玉龙赋》：百劳止虚汗。

（二）验案举隅

郑魁山医案

患者，男，40 岁，因咳嗽气喘 30 年，1957 年 8 月 11 日初诊。

患者 9 岁时受凉后开始咳嗽，以后每年冬季咳嗽气喘、痰多，逐年加剧，夜间不能平卧，仅能睡三四个小时。并伴有食欲不振、全身酸软无力、头昏头痛等症。曾多次到医院治疗，不能除根。检查：慢性病容，桶状胸，两肺呼吸音增强，可闻及哮鸣音，咳喘气微，动则气促，痰多，呈白色黏液状，吐痰无力，面色苍白。舌苔薄白，脉滑细。脉搏 78 次 / 分钟。

西医诊断为"慢性气管炎支气管哮喘"。

中医辨证系肺肾气虚，寒饮犯肺引动伏饮，痰阻气道。

采用补肾宣肺、化痰定喘之法治之。

取百劳、大椎、肺俞、肾俞，用热补法，留针20分钟，每日一次。针治3次，咳喘减轻，痰亦减少，夜间能睡4～6小时。治疗至9月11日，针达20次时，咳喘基本消失，精神好转，夜亦无痰。治疗至10月10日，针达32次时，气候改变未出现任何症状，即停诊。

1958年2月15日随访，未复发。

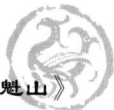

——《中国百年百名中医临床家丛书·郑魁山》

【按语】

百劳可以补益肺气，宣肺平喘。运用热补法以加强温肺化饮之功。

《续名医类案》医案

一人年三十余，积病而多欲，遂起热兼旬，无盗汗，六脉饮食不减，此劳症之微而未深者也，正与养血滋阴治法相合。

药用生地三钱，醋炙鳖甲二钱，知母、当归、柴胡、丹皮、山萸肉各一钱，黄芩六分，煎服六剂而热平。

随灸百劳、膏肓二穴，以杜其根。更以河车丸与之调理，不百日形气饮食脉候俱如初而愈。

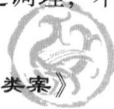

——《续名医类案》

【按语】

此案为虚劳，膏肓穴可治诸脏之虚损，为治疗虚劳病之要穴。百劳，亦善治诸虚百损。

七、腰奇

（一）基础知识

【定位】在骶区，尾骨端直上 2 寸，骶角之间凹陷中。

【主治】①癫痫；②头痛，失眠；③便秘。

【操作】向上平刺 1～1.5 寸。可灸。

（二）验案举隅

贺普仁医案

张某，男，24 岁。

主诉：阵发性抽搐，口吐白沫，牙关紧闭，间断发作数年。

病史：数年前突然昏倒，全身抽搐，口吐白沫，小便失禁，每日发作 1～2 次，每次发作约 2 分钟，醒后头痛、乏力，诊断为"癫痫大发作"。数年来，间断服用苯妥英钠以及中药涤痰剂，效果甚差。至今每日发作 10 余次，不能工作。舌苔白，脉细滑。

辨证为：情志不遂，督脉失调，气机逆乱。

治则：通调督脉，调理气机，疏导情志。

取穴：大椎、腰奇。

治法：以上法先刺大椎，后针腰奇，施以对刺。留针 30 分钟，隔日治疗 1 次。2 诊时病人诉针后精神好转，发作症状程度减轻。5 诊后诉精神好，症状明显减轻，发作次数减少，每次欲发作时的痛苦感受明显减轻。9 诊时诉大发作已经停止，仅有瞬间而过的小发作，发作次数明显减少为 3～4 天发作 1 次，自述精神好，纳佳，心情舒畅。治疗 1 个月后，病人诉已经有近 1 周癫痫未发作，精神较好。效不更方，穴法不变。巩固治疗2个月痊愈。

2年后随访，未再复发，已胜任工作。

——《中国百年百名中医临床家丛书·贺普仁》

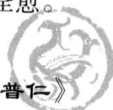

【按语】

癫痫为发作性神志失常疾病，俗称"羊痫风"。发作时突然昏倒，不知人事，口吐涎沫，双目上视，四肢抽搐，或喉间有痰鸣声，醒后如常人。中医认为其病机为痰蒙清窍。

腰奇位于督脉线上，可以醒脑安神，为治疗癫痫的效穴。

督脉上络于脑，大椎、腰奇俱为督脉穴，可息风止痉治疗癫痫。贺老的操作经验：大椎、腰奇对刺。用3寸毫针，大椎针尖向下，腰奇针尖向上，沿皮刺，酸胀则止。

八、四缝

（一）基础知识

【定位】在手指，第2～5指掌面的近侧指间关节横纹的中央，一手4穴。

【主治】①小儿疳积；②百日咳；③肠虫症，小儿腹泻。

【操作】直刺0.1～0.2寸；或三棱针挑破皮肤，挤出少量黄白色透明黏液或出血。

（二）验案举隅

贺普仁医案

王某，男，1岁。

厌食半年。

家长代诉：患儿半年来厌食，食后腹胀，易哭闹，不爱玩耍，右手经常挖鼻孔，夜寐欠安，大便不调。望诊：面色萎黄无华，形体干瘦，毛发稀疏发黄直立。舌淡，苔薄白。手指关纹色淡。切诊：脉细数。

辨证：食滞内停，脾胃虚弱。

治则：消积化滞，调理脾胃。

取穴：四缝。

刺法：以细小三棱针，速刺，挤出黄白色黏液。每周治疗1～2次。治疗2次后，食欲好转。共治疗7次，饮食增加，大便调畅，毛发、面色恢复正常。

——《中国百年百名中医临床家丛书·贺普仁》

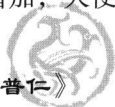

【按语】

小儿脏腑娇嫩，脾胃功能薄弱，若饮食失节，则脾胃受损，积滞内停，出现食少、腹胀、便溏，日久成疳。四缝可以消积化疳，健运脾胃，为治疗小儿疳证之有效穴，亦可治疗小儿消化不良。

九、十宣

（一）基础知识

【定位】在手指，十指尖端，距指甲游离缘0.1寸（指寸），左右共10穴。

【主治】①昏迷，昏厥，中暑；②癫痫；③高热，咽喉肿痛；④手指麻木。

【操作】浅刺 0.1～0.2 寸；或点刺出血。

（二）验案举隅

窦默医案

长山徐妪痫疾，手足颤掉，裸而走，或歌或笑。汉卿刺其十指端，出血而痊。

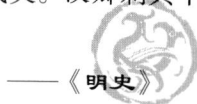

——《明史》

【医家简介】

窦默（约 1195—1280），字汉卿，金元时期著名的针灸医家。曾被元世祖封为太师，后人因此而称其为窦太师。师从名医王翁、李浩学习针灸。代表作有《针经指南》。

窦氏在用针灸治病时，主用针，认为针术良好与否，决定了疗效的关键，重视针刺补泻手法的操作。窦氏在临证选穴时推崇流注八穴，对于后世影响深远。

【按语】

十宣穴可以息风醒神，治疗神志病。

郑魁山医案

瞿某，男，28 岁。1994 年 11 月 2 日初诊。

右前臂渐进性麻木 20 天。

初诊：20 天前出现右手臂冰凉，逐渐从手指至前臂出现麻木，持物无力。曾在某医院诊断为"神经炎"，口服维生素类药物及电、热疗法，疗效不显。

查体：舌淡红，苔白，脉弦紧。

证属寒湿凝滞经脉。

治疗宜温通经络，行气活血。

处方：取右侧天宗穴行通经达气法，嘱患者取俯伏位，在天宗穴处找到敏感点，消毒后，左手拇指为押手，右手持 1.5 寸毫针向同侧腋窝方向斜刺，待针尖下感觉有冲动感应时，患者即出现酸困胀针感，随即使针尖顶住有感应部位，捻补守气 1 分钟，使针感经肩关节沿上肢直达手掌，并循经产生热感，留针 20 分钟。同时针刺同侧曲池、外关穴，均捻补手法，留针 20 分钟；点刺十宣穴（患侧）。

复诊：治疗 1 次后，患者即感病症明显减轻，每日针 1 次，共针 3 次即愈。

——《中国百年百名中医临床家丛书·郑魁山》

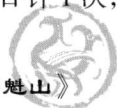

【按语】

此案为寒邪凝滞导致的上肢经脉痹阻不通。取手三阳经腧穴以温阳健运。手指麻木，取手指末端的十宣放血以行气活血，通调阴阳气血。

十、阑尾

（一）基础知识

【定位】 在小腿外侧，髌韧带外侧凹陷下 5 寸，胫骨前嵴外一横指（中指）。

【主治】 ①急、慢性阑尾炎，急、慢性肠炎，消化不良，纳呆，胃脘疼痛；②下肢痿痹。

【操作】 直刺 1~1.5 寸。可灸。

（二）验案举隅

郑魁山医案

患者，女，38岁。因转移性右下腹疼痛伴恶心2天，于1971年12月12日入院。

患者2天前突然腹痛，逐渐转至右下腹部疼痛。2天来未见大便，恶心欲吐，不思饮食，全身不适而入院。检查：急性痛苦面容，心、肺未见异常，右下腹部肌肉紧张，麦氏点压痛阳性，反跳痛阳性，腰大肌试验阳性，阑尾穴有压痛。化验：白细胞$18.1×10^9$/L，中性粒细胞83%，淋巴细胞17%，尿常规（－）。体温37.8℃，脉搏80次/分钟。舌质红，苔黄厚，脉弦。

西医诊断为"急性阑尾炎"。

中医辨证系饮食不节，湿热郁积肠内。

采用清热利湿、通便止痛之法治之。

取天枢、阑尾穴，用泻法，留针40分钟，每5分钟行针1次，腹痛即止，以后每6小时针治1次。第2天大便1次，未再腹痛，腹部压痛减轻，改为每日针1次。第14日腹部压痛消失，化验：白细胞$7.1×10^9$/L，中性粒细胞72%，淋巴细胞28%。12月16日治愈出院。

1972年2月15日随访情况良好。

——《中国百年百名中医临床家丛书·郑魁山》

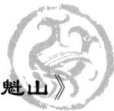

【按语】

阑尾炎中医名之为肠痈。本案取大肠募穴天枢以宣通肠腑气机；阑尾为治疗本病的奇穴，可收奇效。针灸对单纯性阑尾炎疗效较好；若症状严重，阑尾脓肿形成或穿孔可能，应转外科手术治疗。

附录：

针灸歌赋节选

1. 十二经治症主客原络（选自《针灸大成》）

肺之主大肠客

太阴多气而少血，心胸气胀掌发热，
喘咳缺盆痛莫禁，咽肿喉干身汗越，
肩内前廉两乳疼，痰结膈中气如缺，
所生病者何穴求，太渊偏历与君说。

大肠主肺客

阳明大肠侠鼻孔，面痛齿疼腮颊肿，
生疾目黄口亦干，鼻流清涕及血涌，
喉痹肩前痛莫当，大指次指为一统，
合谷列缺取之奇，二穴针之居病总。

脾主胃客

脾经为病舌本强，呕吐胃翻疼腹脏，
阴气上冲噫难廖，体重不摇心事妄，
疟生振栗兼体羸，秘结疸黄手执杖，
股膝内肿厥而疼，太白丰隆取为尚。

胃主脾客

腹填心闷意凄怆，恶人恶火恶灯光，
耳闻响动心中惕，鼻衄唇喎疟又伤，
弃衣骤步身中热，痰多足痛与疮疡，
气蛊胸腿疼难止，冲阳公孙一刺康。

真心主小肠客

少阴心痛并干嗌，渴欲饮兮为臂厥，
生病目黄口亦干，胁臂疼兮掌发热，
若人欲治勿差求，专在医人心审察，
惊悸呕血及怔忡，神门支正何堪缺。

小肠主真心客

小肠之病岂为良，颊肿肩疼两臂旁，
项颈强疼难转侧，嗌颔肿痛甚非常，
肩似拔兮臑似折，生病耳聋及目黄，
臑肘臂外后廉痛，腕骨通里取为详。

肾之主膀胱客

脸黑嗜卧不欲粮，目不明兮发热狂，
腰痛足疼步艰履，若人捕获难躲藏，
心胆战兢气不足，更兼胸结与身黄，
若欲除之无更法，太溪飞扬取最良。

膀胱主肾之客

膀胱经病目中疼，项腰足腿痛难行，
痫疟狂癫心胆热，背弓反手额眉棱，

鼻衄目黄筋骨缩，脱肛痔漏腹心膨，
若要除之无别法，京骨大钟任显能。

三焦主包络客

三焦为病耳中聋，喉痹咽干目肿红，
耳后肘疼并出汗，脊间心后痛相从，
肩背风生连膊肘，大便坚闭及遗癃，
前病治之何穴愈，阳池内关法理同。

包络主三焦客

包络为病手挛急，臂不能伸痛如屈，
胸膺胁满腋肿平，心中淡淡面色赤，
目黄善笑不肯休，心烦心痛掌热极，
良医达士细推详，大陵外关病消释。

肝主胆客

气少血多肝之经，丈夫癀疝苦腰疼，
妇人腹膨小腹肿，甚则嗌干面脱尘，
所生病者胸满呕，腹中泄泻痛无停，
癃闭遗溺疝瘕痛，太、光二穴即安宁。

胆主肝客

胆经之穴何病主？胸胁肋疼足不举，
面体不泽头目疼，缺盆腋肿汗如雨，
颈项瘰疬坚似铁，疟生寒热连骨髓，
以上病症欲除之，须向丘墟蠡沟取。

2. 四总穴歌（选自《针灸大全》）

肚腹三里留，腰背委中求，头项寻列缺，面口合谷收。

3. 马丹阳天星十二穴治杂病歌（选自《针灸大全》）

三里内庭穴，曲池合谷接，委中配承山，太冲昆仑穴，环跳与阳陵，通里并列缺。合担用法担，合截用法截，三百六十穴，不出十二缺。治病如神灵，浑如汤泼雪，北斗降真机，金锁教开彻，至人可传授，匪人莫浪说。

其一：三里膝眼下，三寸两筋间，能通心腹胀，善治胃中寒，肠鸣并泄泻，腿肿膝胻酸，伤寒羸瘦损，气蛊及诸般。年过三旬后，针灸眼变宽。取穴当审的，八分三壮安。

其二：内庭次趾外，本属足阳明。能治四肢厥，喜静恶闻声，瘾疹咽喉痛，数欠及牙疼，疟疾不思食，针着便惺惺。

其三：曲池拱手取，屈肘骨边求，善治肘中痛，偏风手不收，挽弓开不得，筋缓莫梳头，喉闭促欲死，发热更无休，遍身风癣癞，针着即时瘳。

其四：合谷在虎口，两指歧骨间。头疼并面肿，疟疾热还寒，齿龋鼻衄血，口噤不开言。针入五分深，令人即便安。

其五：委中曲腘里，横纹脉中央。腰痛不能举，沉沉引脊梁，酸痛筋莫展，风痹复无常，膝头难伸屈，针入即安康。

其六：承山名鱼腹，腨肠分肉间。善治腰疼痛，痔疾大便难，脚气并膝肿，辗转战疼酸，霍乱及转筋，穴中刺便安。

其七：太冲足大趾，节后二寸中。动脉知生死，能医惊痫风，咽喉并心胀，两足不能行，七疝偏坠肿，眼目似云矇，亦能疗腰痛，针下有神功。

其八：昆仑足外踝，跟骨上边寻。转筋腰尻痛，暴喘满冲心，举步行不得，一动即呻吟，若欲求安乐，须于此穴针。

其九：环跳在髀枢，侧卧屈足取，折腰莫能顾，冷风并湿痹，腰胯连腨痛，转折重欷歔，若人针灸后，顷刻病消除。

其十：阳陵居膝下，外廉一寸中。膝肿并麻木，冷痹及偏风，举足不能起，坐卧似衰翁，针入六分止，神功妙不同。

其十一：通里腕侧后，去腕一寸中。欲言声不出，懊恼及怔忡，实则四肢肿，头腮面颊红，虚则不能食，暴瘖面无容，毫针微微刺，方信有神功。

其十二：列缺腕侧上，次指手交叉。善疗偏头患，遍身风痹麻，痰涎频雍上，口噤不开牙，若能明补泻，应手即如拿。

4. 八脉八穴治症歌（选自《针灸聚英》）

公 孙

九种心疼涎闷，结胸翻胃难停，酒食积聚胃肠鸣，水食气疾膈病。脐痛腹痛胁胀，肠风疟疾心疼，胎衣不下血迷心，泄泻公孙立应。

内 关

中满心胸痞胀，肠鸣泄泻脱肛，食难下膈酒来伤，积块坚横胁抢。妇女胁疼心痛，结胸里急难当，伤寒不解结胸膛，疟疾内关独当。

后 溪

手足拘挛战掉，中风不语痫癫，头疼眼肿泪涟涟，腿膝背腰痛遍。项强伤寒不解，牙齿腮肿喉咽，手麻足麻破伤牵，盗汗后溪先砭。

申 脉

腰背屈强腿肿，恶风自汗头疼，雷头赤目痛眉棱，手足麻挛臂冷。吹乳耳聋鼻衄，痫癫肢节烦憎，遍身肿满汗头淋，申脉先针有应。

临 泣

手足中风不举，痛麻发热拘挛，头风痛肿项腮连，眼肿赤疼头旋。
齿痛耳聋咽肿，浮风瘙痒筋牵，腿疼胁胀肋肢偏，临泣针时有验。

外 关

肢节肿疼膝冷，四肢不遂头风，背胯内外骨筋攻，头项眉棱皆痛。
手足热麻盗汗，破伤眼肿睛红，伤寒自汗表烘烘，独会外关为重。

列 缺

痔疟变肿泄痢，唾红溺血咳痰，牙疼喉肿小便难，心胸腹疼噎咽。
产后发强不语，腰痛血疾脐寒，死胎不下膈中寒，列缺乳痈多散。

照 海

喉塞小便淋涩，膀胱气痛肠鸣，食黄酒积腹脐并，呕泻胃翻便紧。
难产昏迷积块，肠风下血常频，膈中快气气核侵，照海有功必定。

5. 十四经要穴主治歌（选自《医宗金鉴》）

百会主治卒中风，兼治癫痫儿病惊，
大肠下气脱肛病，提补诸阳气上升。
神庭主灸羊痫风，目眩头痛灸脑空，
翳风专刺耳聋病，兼刺瘰疬项下生。
上星通天主鼻渊，息肉痔塞灸能痊，
兼治头风目诸疾，炷如小麦灼相安。
哑门风府只宜刺，中风舌缓不能言，
颈项强急及瘛疭，头风百病与伤寒。
头维主刺头风疼，目痛如脱泪不明，
禁灸随皮三分刺，兼刺攒竹更有功。

率谷酒伤吐痰眩，风池主治肺中寒，
兼治偏正头疼痛，颊车落颊风自瘥。
临泣主治鼻不通，眵矇冷泪云翳生，
惊痫反视卒暴厥，日晡发疟胁下疼。
水沟中风口不开，中恶癫痫口眼㖞，
刺治风水头面肿，灸治儿风急慢灾。
承浆主治男七疝，女子瘕聚儿紧唇，
偏风不遂刺之效，消渴牙疳灸功深。
迎香主刺鼻失臭，兼刺面痒若虫行，
先补后泻三分刺，此穴须知禁火攻。
口眼㖞斜灸地仓，颊肿唇弛牙噤强，
失音不语目不闭，瞤动视物目䀮䀮。
听会主治耳聋鸣，兼刺迎香功最灵，
中风瘛疭㖞斜病，牙车脱臼齿根痛。
听宫主治耳聋鸣，睛明攒竹目昏蒙，
迎风流泪皆痒痛，雀目攀睛白翳生。
膻中穴主灸肺痈，咳嗽痰喘及气瘿，
巨阙九种心疼痛，痰饮吐水息贲宁。
上脘奔豚与伏梁，中脘主治脾胃伤，
兼治脾痛疟痰晕，痞满翻胃尽安康。
水分胀满脐突硬，水道不利灸之良，
神阙百病老虚泻，产胀溲难儿脱肛。
气海主治脐下气，关元诸虚泻浊遗，
中极下元虚寒病，一切痼冷总皆宜。
膺肿乳痛灸乳根，小儿龟胸灸亦同，
呕吐吞酸灸日月，大赫专治病遗精。
天枢主灸脾胃伤，脾泻痢疾甚相当，
兼灸鼓胀癥瘕病，艾火多加病必康。

章门主治痞块病，但灸左边可拔根，
若灸肾积脐下气，两边齐灸自然平。
期门主治奔豚病，上气咳逆胸背痛，
兼治伤寒胁硬痛，热入血室刺有功。
带脉主灸一切疝，偏坠木肾尽成功，
兼灸妇人浊带下，丹田温暖自然停。
腰俞主治腰脊痛，冷痹强急动作难，
腰下至足不仁冷，妇人经病溺赤痊。
至阳专治黄疸病，兼灸痞满喘促声，
命门老虚腰痛症，更治脱肛痔肠风。
膏肓一穴灸劳伤，百损诸虚无不良，
此穴禁针惟宜灸，千金百壮效非常。
大杼主刺身发热，兼刺疟疾咳嗽痰，
神道惟灸背上病，怯怯短气艾火添。
风门主治易感风，风寒痰嗽吐血红，
兼治一切鼻中病，艾火多加嗅自通。
肺俞内伤嗽吐红，兼灸肺痿与肺痈，
小儿龟背亦堪灸，肺气舒通背自平。
膈俞主治胸胁痛，兼灸痰疟痃癖攻，
更治一切失血症，多加艾灼总收功。
肝俞主灸积聚病，兼灸气短语声轻，
更同命门一并灸，能使瞽目重复明。
胆俞主灸胁满呕，惊悸卧睡不能安，
兼灸酒疸目黄色，面发赤斑灸自痊。
脾俞主灸肠脾胃，吐泻疟痢疸痕癥，
喘急吐血诸般证，更治婴儿慢脾风。
三焦俞治胀满疼，积块坚硬痛不宁，
更治赤白休息痢，刺灸此穴自然轻。

胃俞主治黄疸病，食毕头目即晕眩，
疟疾善饥不能食，艾火多加自可痊。
肾俞主灸下元虚，令人有子效多奇，
兼灸吐血聋腰痛，女疸妇带不能遗。
大肠俞治腰脊痛，大小便难此可通，
兼治泄泻痢疾病，先补后泻要分明。
膀胱俞治小便难，少腹胀痛不能安，
更治腰脊强直痛，艾火多添疾自痊。
譩譆主治久疟病，五脏疟灸脏俞平，
意舍主治胁满痛，兼疗呕吐立时宁。
身柱主治羊痫风，咳嗽痰喘腰背痛，
长强惟治诸般痔，百劳穴灸汗津津。
尺泽主刺肺诸疾，绞肠痧痛锁喉风，
伤寒热病汗不解，兼刺小儿急慢风。
列缺主治嗽寒痰，偏正头疼治自痊，
男子五淋阴中痛，尿血精出灸便安。
经渠主刺疟寒热，胸背拘急胀满坚，
喉痹咳逆气数欠，呕吐心痛亦可痊。
太渊主刺牙齿病，腕肘无力或疼痛，
兼刺咳嗽风痰疾，偏正头痛无不应。
鱼际主灸牙齿痛，在左灸左右同然，
更刺伤寒汗不出，兼治疟疾方欲寒。
少冲主治心胆虚，怔忡癫狂不可遗，
少商惟针双蛾痹，血出喉开功最奇。
少海主刺腋下瘰，漏臂痹痛羊痫风，
灵道主治心疼痛，瘛疭暴瘖不出声。
通里主治温热病，无汗懊侬心悸惊，
喉痹苦呕暴瘖哑，妇人经漏过多崩。

神门主治悸怔忡，呆痴中恶恍惚惊，
兼治小儿惊痫证，金针补泻疾安宁。
少府主治久疼疟，肘腋拘急痛引胸，
兼治妇人挺痛痒，男子遗尿偏坠痛。
曲泽主治心痛惊，身热烦渴肘掣疼，
兼治伤寒呕吐逆，针灸同施立刻宁。
间使主治脾寒证，九种心疼疟渴生，
兼治瘰疬生项下，左右针灸自然平。
内关主刺气块攻，兼灸心胸胁痛疼，
劳热疟疾审补泻，金针抽动立时宁。
痰火胸痛刺劳宫，小儿口疮针自轻，
兼刺鹅掌风证候，先补后泻效分明。
商阳主刺卒中风，暴仆昏沉痰塞壅，
少商中冲关并少，三棱血出立回生。
三里三间并二间，主治牙痛食物难，
兼治偏风眼目疾，针灸三穴莫教偏。
合谷主治破伤风，痹痛筋急针止疼，
兼治头上诸般病，水肿产难小儿惊。
阳溪主治诸热证，瘾疹痂疥亦当针，
头痛牙痛咽喉痛，狂妄惊中见鬼神。
曲池主治中风是，手挛筋急痛痹风，
兼治一切疟疾病，先寒后热自然平。
肩井一穴治仆伤，肘臂难抬浅刺良，
肩髃主治瘫痪疾，手挛肩肿效非常。
少泽主治衄不止，兼治妇人乳肿疼，
大陵一穴何专主，呕血疟疾有奇功。
前谷主治癫痫疾，颈项肩背痛难堪，
更能兼治产无乳，小海喉龈肿痛痊。

腕骨主治臂腕疼，五指诸疾治可平，
后溪能治诸疟疾，能令癫痫渐渐轻。
阳谷主治头面病，手膊诸疾有多般，
兼治痔漏阴痿疾，先针后灸自然痊。
支正穴治七情郁，肘臂十指尽皆挛，
兼治消渴饮不止，补泻分明自可安．
液门主治喉龈肿，手臂红肿出血灵，
又治耳聋难得睡，刺入三分补自宁。
中渚主治肢木麻，战振踡挛力不加，
肘臂连肩红肿痛，手背痈毒治不发。
阳池主治消渴病，烦闷口干疟热寒，
兼治折伤手腕痛，持物不得举臂难。
外关主治脏腑热，肘臂胁肋五指疼，
瘰疬结核连胸颈，吐衄不止血妄行。
支沟中恶卒心痛，大便不通胁肋疼，
能泻三焦相火盛，兼治血脱晕迷生。
天井主治瘰疬疹，角孙惟主目翳生，
耳门耳聋聤耳病，丝竹空穴治头风。
隐白主治心脾痛，筑宾能医气疝疼，
照海穴治夜发痉，兼疗消渴便不通。
大都主治温热病，伤寒厥逆呕闷烦，
胎产百日内禁灸，千金主灸大便难。
太白主治痔漏疾，一切腹痛大便难，
痞疸寒疟商丘主，兼治呕吐泻痢痊。
公孙主治痰壅膈，肠风下血积块疴，
兼治妇人气蛊病，先补后泻自然瘥。
三阴交治痞满坚，痼冷疝气脚气缠，
兼治不孕及难产，遗精带下淋漓痊。

血海主治诸血疾，兼治诸疮病自轻，
阴陵泉治胁腹满，刺中下部尽皆松。
涌泉主刺足心热，兼刺奔豚疝气疼，
血淋气痛疼难忍，金针泻动自安宁。
然谷主治喉痹风，咳血足心热遗精，
疝气温疟多渴热，兼治初生儿脐风。
太溪主治消渴病，兼治房劳不称情，
妇人水蛊胸胁满，金针刺后自安宁．
阴谷舌纵口流涎，腹胀烦满小便难，
疝痛阴痿及痹病，妇人漏下亦能痊。
复溜血淋宜平灸，气滞腰疼贵在针，
伤寒无汗急泻此，六脉沉伏即可伸。
大敦治疝阴囊肿，兼治脑衄破伤风，
小儿急慢惊风病，炷如小麦灸之灵。
行间穴治儿惊风，更刺妇人血蛊癥，
浑身肿胀单腹胀，先补后泻自然平。
太冲主治肿胀满，行动艰辛步履难，
兼治霍乱吐泻证，手足转筋灸可痊。
中封主治遗精病，阴缩五淋溲便难，
鼓胀瘿气随年灸，三里合灸步履艰。
曲泉癀疝阴股痛，足膝胫冷久失精，
兼治女子阴挺痒，少腹冷痛血瘕癥。
伏兔主刺腿膝冷，兼刺脚气痛痹风，
若逢穴处生疮疖，说与医人莫用功。
阴市主治痿不仁，腰膝寒如注水浸，
兼刺两足拘挛痹，寒疝少腹痛难禁。
足三里治风湿中，诸虚耳聋上牙疼，
噎膈鼓胀水肿喘，寒湿脚气及痹风。

解溪主治风水气，面腹足肿喘嗽频，
气逆发噎头风眩，悲泣癫狂悖与惊。
陷谷主治水气肿，善噫痛疝腹肠鸣，
无汗振寒痰疟病，胃脉得弦泻此平。
内庭主治痞满坚，左右缪灸腹响宽，
兼刺妇人食蛊胀，行经头晕腹疼安。
厉兑主治尸厥证，惊狂面肿喉痹风，
兼治足寒膝膑肿，相偕隐白梦魇灵。
飞扬主治步艰难，金门能疗病癫痫，
足腿红肿昆仑主，兼治齿痛亦能安。
昼发痫证治若何，金针申脉起沉疴，
上牙疼兮下足肿，亦针此穴自平和。
环跳主治中风湿，股膝筋挛腰痛疼，
委中刺血医前证，开通经络最相应。
阳陵泉治痹偏风，兼治霍乱转筋疼，
承山主针诸痔漏，亦治寒冷转筋灵。
阳辅主治膝酸痛，腰间溶溶似水浸，
肤肿筋挛诸痿痹，偏风不遂灸功深。
风市主治腿中风，两膝无力脚气冲，
兼治浑身麻瘙痒，艾火烧针皆就功。
悬钟主治胃热病，腹胀肋痛脚气疼，
兼治脚胫湿痹痒，足指疼痛针可停。
丘墟主治胸胁痛，牵引腰腿髀枢中，
小腹外肾脚腕痛，转筋足胫不能行。
颈肩腋下马刀疮，连及胸胁乳痈疡，
妇人月经不利病，下临泣穴主治良。
侠溪主治胸胁满，伤寒热病汗难出，
兼治目赤耳聋痛，颔肿口噤疾堪除。

窍阴主治胁间痛，咳不得息热躁烦，
痛疽头痛耳聋病，喉痹舌强不能言。

6. 胜玉歌（选自《针灸大成》）

胜玉歌兮不虚言，此是杨家真秘传，
或针或灸依法语，补泻迎随随手捻。
头痛眩晕百会好，心疼脾痛上脘先，
后溪鸠尾及神门，治疗五痫立便痊。
髀疼要针肩井穴，耳闭听会莫迟延。
胃冷下脘却为良，眼病须觅清冷渊。
霍乱心疼吐痰涎，巨阙着艾便安然。
脾疼背痛中渚泻，头风眼痛上星专。
头项强急承浆保，牙腮疼紧大迎全。
行间可治膝肿病，尺泽能医筋拘挛。
若人行步苦艰难，中封太冲针便痊。
脚背痛时商丘刺，瘰疬少海天井边。
筋疼闭结支沟穴，颌肿喉闭少商前。
脾心痛急寻公孙，委中驱疗脚风缠。
泻却人中及颊车，治疗中风口吐沫。
五疟寒多热更多，间使大杼真妙穴。
经年或变劳怯者，痞满脐旁章门决。
噫气吞酸食不投，膻中七壮除膈热。
目内红痛苦皱眉，丝竹攒竹亦堪医。
若是痰涎并咳嗽，治却须当灸肺俞。
更有天突与筋缩，小儿吼闭自然疏。
两手酸疼难执物，曲池合谷共肩髃。
臂疼背痛针三里，头风头痛灸风池。
肠鸣大便时泄泻，脐旁两寸灸天枢。

诸般气症从何治，气海针之灸亦宜。

小肠气痛归来治，腰痛中空穴最奇。

腿股转酸难移步，妙穴说与后人知。

跳风市及阴市，泻却金针病自除。

热疮臁内年年发，血海寻来可治之。

两膝无端肿如斗，膝眼三里艾当施。

两股转筋承山刺，脚气复溜不须疑。

踝跟骨痛灸昆仑，更有绝骨共丘墟。

灸罢大敦除疝气，阴交针入下胎衣。

遗精白浊心俞治，心热口臭大陵驱。

腹胀水分多得力，黄疸至阳便能离。

肝血盛兮肝俞泻，痔疾肠风长强欺。

肾败腰疼小便频，督脉两旁肾俞除。

六十六穴施应验，故成歌诀显针奇。

7. 席弘赋（选自《针灸大全》）

凡欲行针须审穴，要明补泻迎随诀，

胸背左右不相同，呼吸阴阳男女别。

气刺两乳求太渊，未应之时泻列缺；

列缺头痛及偏正，重泻太渊无不应。

耳聋气痞听会针，迎香穴泻功如神。

谁知天突治喉风，虚喘须寻三里中。

手连肩脊痛难忍，合谷针时要太冲。

曲池两手不如意，合谷下针宜仔细。

心痛手颤少海间，若要除根觅阴市。

但患伤寒两耳聋，金门听会疾如风。

五般肘痛寻尺泽，太渊针后却收功。

手足上下针三里，食癖气块凭此取。

鸠尾能治五般痫，若下涌泉人不死。

胃中有疾刺璇玑，三里功多人不知。

阴陵泉治心胸满，针到承山饮食思。

大杼若连长强寻，小肠气痛即行针。

委中专治腰间痛，脚膝肿时寻至阴。

气滞腰痛不能立，横骨大都宜救急。

气海专能治五淋，更针三里随呼吸。

期门穴主伤寒患，六日过经犹未汗，

但向乳根二肋间，又治妇人生产难。

耳内蝉鸣腰欲折，膝下明存三里穴，

若能补泻五会间，且莫向人容易说。

睛明治眼未效时，合谷光明安可缺。

人中治癫功最高，十三鬼穴不须饶。

水肿水分兼气海，皮内随针气自消。

冷嗽先宜补合谷，却须针泻三阴交。

牙齿肿痛并喉痹，二间阳溪疾怎逃。

更有三间肾俞妙，善除肩背消风劳。

若针肩井须三里，不刺之时气未调。

最是阳陵泉一穴，膝间疼痛用针烧。

委中腰痛脚挛急，取得其经血自调。

脚痛膝肿针三里，悬钟二陵三阴交。

更向太冲须引气，指头麻木自轻飘。

转筋目眩针鱼腹，承山昆仑立便消。

肚疼须是公孙妙，内关相应必然瘳。

冷风冷痹疾难愈，环跳腰俞针与烧。

风池风府寻得到，伤寒百病一时消。

阳明二日寻风府，呕吐还须上脘疗。

妇人心痛心俞穴，男子痃癖三里高。

小便不禁关元好，大便闭涩大敦烧。
髋骨腿疼三里泻，复溜气滞便离腰。
从来风府最难针，却用工夫度浅深，
倘若膀胱气未散，更宜三里穴中寻。
若是七疝小腹痛，照海阴交曲泉针。
又不应时求气海，关元同泻效如神。
小肠气撮痛连脐，速泻阴交莫在迟，
良久涌泉针取气，此中玄妙少人知。
小儿脱肛患多时，先灸百会次鸠尾。
久患伤寒肩背痛，但针中渚得其宜。
肩上痛连脐不休，手中三里便须求，
下针麻重即须泻，得气之时不用留。
腰连膝肿急必大，便于三里攻其隘，
下针一泻三补之，气上攻噎只管在，
噎不在时气海灸，定泻一时立便瘥。
补自卯南转针高，泻从卯北莫辞劳，
逼针泻气便须吸，若补随呼气自调，
左右拈针寻子午，抽针行气自迢迢，
用针补泻分明说，更用搜穷本与标。
咽喉最急先百会，太冲照海及阴交。
学者潜心宜熟读，席弘治病最名高。

8. 灵光赋（选自《针灸大全》）

黄帝岐伯针灸诀，依他经里分明说。
三阴三阳十二经，更有两经分八脉。
灵光典注极幽深，偏正头疼泻列缺。
睛明治眼翳肉攀，耳聋气闭听会间。
两鼻齆衄针禾髎，鼻窒不闻迎香间。

治气上壅足三里，天突宛中治喘痰。
心痛手颤针少海，少泽应除心下寒。
两足拘挛觅阴市，五般腰痛委中安。
髀枢不动泻丘墟，复溜治肿如神医。
犊鼻治疗风邪疼，住喘却痛昆仑愈。
后跟痛在仆参求，承山筋转并久痔。
足掌下去寻涌泉，此法千金莫妄传。
此穴多治妇人疾，男蛊女孕两病痊。
百会鸠尾治痢疾，大小肠俞大小便。
气海血海疗五淋，中脘下脘治腹坚。
伤寒过经期门愈，气刺两乳求太渊。
大敦二穴主偏坠，水沟间使治邪癫。
吐血定喘补尺泽，地仓能止两流涎。
劳官医得身劳倦，水肿水分灸即安。
五指不伸中渚取，颊车可针牙齿愈。
阴跷阳跷两踝边，脚气四穴先寻取。
阴阳陵泉亦主之，阴跷阳跷与三里；
诸穴一般治脚气，在腰玄机宜正取。
膏肓岂止治百病，灸得玄功病须愈。
针灸一穴数病除，学者尤宜加仔细。
悟得明师流注法，头目有病针四肢。
针有补泻明呼吸，穴应五行顺四时。
悟得人身中造化，此歌依旧是筌蹄。

9. 肘后歌（选自《针灸聚英》）

头面之疾针至阴，腿脚有疾风府寻。
心胸有病少府泻，脐腹有病曲泉针。
肩背诸疾中渚下，腰膝强痛交信凭，

胁肋腿痛后溪妙，股膝肿起泻太冲。
阴核发来如升大，百会妙穴真可骇。
顶心头痛眼不开，涌泉下针定安泰。
鹤膝肿劳难移步，尺泽能舒筋骨疼，
更有一穴曲池妙，根寻源流可调停；
其患若要便安愈，加以风府可用针，
更有手臂拘挛急，尺泽刺深去不仁。
腰背若患挛急风，曲池一寸五分攻。
五痔原因热血作，承山须下病无踪。
哮喘发来寝不得，丰隆刺入三分深。
狂言盗汗如见鬼，惺惺间使便下针。
骨寒髓冷火来烧，灵道妙穴分明记。
疟疾寒热真可畏，须知虚实可用意；
间使宜透支沟中，大椎七壮合圣治；
连日频频发不休，金门刺深七分是。
疟疾三日得一发，先寒后热无他语，
寒多热少取复溜，热多寒少用间使。
或患伤寒热未收，牙关风壅药难投，
项强反张目直视，金针用意列缺求。
伤寒四肢厥逆冷，脉气无时仔细寻，
神奇妙穴真有之，复溜半寸顺骨行。
四肢回还脉气浮，须晓阴阳倒换求，
寒则须补绝骨是，热则绝骨泻无忧；
脉若浮洪当泻解，沉细之时补便瘳。
百合伤寒最难医，妙法神针用意推，
口噤眼合药不下，合谷一针效其奇。
狐惑伤寒满口疮，须下黄连犀角汤，
虫在脏腑食肌肉，须要神针刺地仓。

伤寒腹痛虫寻食，吐蛔乌梅可难攻，

十日九日必定死，中脘回还胃气通。

伤寒痞气结胸中，两目昏黄汗不通，

涌泉妙穴三分许，速使周身汗自通。

伤寒痞结胁积痛，宜用期门见深功，

当汗不汗合谷泻，自汗发黄复溜凭。

飞虎一穴通痞气，祛风引气使安宁。

刚柔二痉最乖张，口噤眼合面红妆，

热血流入心肺腑，须要金针刺少商。

中满如何去得根，阴包如刺效如神，

不论老幼依法用，须教患者便抬身。

打扑伤损破伤风，先于痛处下针攻，

后向承山立作效，甄权留下意无穷。

腰腿疼痛十年春，应针不了便惺惺，

大都引气探根本，服药寻方枉费金。

脚膝经年痛不休，内外踝边用意求，

穴号昆仑并吕细，应时消散及时瘳。

风痹痿厥如何治？大杼曲泉真是妙，

两足两胁满难伸，飞虎神针七分到，

腰软如何去得根，神妙委中立见效。

10. 标幽赋（选自《针灸大成》）

拯救之法，妙用者针。察岁时于天道，定形气于予心。春夏瘦而刺浅，秋冬肥而刺深。不穷经络阴阳，多逢刺禁；既论脏腑虚实，须向经寻。

原夫起自中焦，水初下漏。太阴为始，至厥阴而方终；穴出云门，抵期门而最后。正经十二，别络走三百余支；正侧仰伏，气血有六百余候。手足三阳，手走头而头走足；手足三阴，足走腹而胸走手。要识迎随，须明逆顺。

况夫阴阳，气血多少为最。厥阴太阳，少气多血；太阴少阴，少血多气。而又气多血少者，少阳之分；气盛血多者，阳明之位。先详多少之宜，次察应至之气。轻滑慢而未来，沉涩紧而已至。既至也，量寒热而留疾；未至者，据虚实而候气。气之至也，如鱼吞钩饵之沉浮；气未至也，如闲处幽堂之深邃。气速至而速效，气迟至而不治。

观夫九针之法，毫针最微，七星上应，众穴主持。本形金也，有蠲邪扶正之道；短长水也，有决凝开滞之机；定刺象木，或斜或正；口藏比火，进阳补羸。循机扪而可塞以象土，实应五行而可知。然是三寸六分，包含妙理；虽细桢于毫发，同贯多歧。可平五脏之寒热，能调六腑之虚实。拘挛闭塞，遣八邪而去矣；寒热痹痛，开四关而已之。凡刺者，使本神朝而后入；既刺也，使本神定而气随。神不朝而勿刺，神已定而可施。定脚处，取气血为主意；下手处，认水木是根基；天地人三才也，涌泉同璇玑百会；上中下三部也，大包与天枢地机。阳跷阳维并督带，主肩背腰腿在表之病；阴跷阴维任冲脉，去心腹胁肋在里之疑。二陵二跷二交，似续而交五大；两间两商两井，相依而别两支。

大抵取穴之法，必有分寸；先审自意，次观肉分。或伸屈而得之，或平直而安定。在阳部筋骨之侧，陷下为真；在阴分郄腘之间，动脉相应。取五穴用一穴而必端，取三经用一经而可正。头部与肩部详分，督脉与任脉易定。明标与本，论刺深刺浅之经；住痛移疼，取相交相贯之径。岂不闻脏腑病，而求门海俞募之微；经络滞，而求原别交会之道。更穷四根三结，依标本而刺无不痊；但用八法五门，分主客而针不无效。八脉始终连八会，本是纪纲；十二经络十二原，是为枢要。一日取六十六穴之法，方见幽微；一时取一十二经之原，始知要妙。

原夫补泻之法，非呼吸而在手指；速效之功，要交正而识本经。交经缪刺，左有病而右畔取；泻络远针，头有病而脚上针。巨刺与缪刺各异，微针与妙刺相通。观部分而知经络之虚实，视沉浮而辨脏腑之寒温。

且夫先令针耀，而虑针损；次藏口内，而欲针温。目无外视，手如握虎；心无内慕，如待贵人。左手重而多按，欲令气散；右手轻而徐入，不痛之因。空心恐怯，直立侧而多晕；背目沉掐，坐卧平而没昏。推于十干十变，知孔穴之开阖；论其五行五脏，察日时之旺衰。伏如横弩，应若发机。阴交阳别而定血晕，阴跷阳维而下胎衣。痹厥偏枯，迎随俾经络接续；漏崩带下，温补使气血依归。静以久留，停针待之。必准者，取照海治喉中之闭塞；端的处，用大钟治心内之呆痴。大抵疼痛实泻，痒麻虚补。体重节痛而输居，心下痞满而井主。心胀咽痛，针太冲而必除；脾冷胃疼，泻公孙而立愈。胸满腹痛刺内关，胁疼肋痛针飞虎（支沟）。筋挛骨痛而补魂门；体热劳嗽而泻魄户。头风头痛，刺申脉与金门；眼痒眼痛，泻光明与地五。泻阴郄止盗汗，治小儿骨蒸；刺偏历利小便，医大人水蛊。中风环跳而宜刺，虚损天枢而可取。

由是午前卯后，太阴生而疾温；离左酉南，月朔死而速冷。循扪弹弩，留吸母而坚长；爪下伸提，疾呼子而嘘短。动退空歇，迎夺右而泻凉；推内（纳）进搓，随济左而补暖。

慎之！大患危疾，色脉不顺而莫针；寒热风阴，饥饱醉劳而切忌。望不补而晦不泻，弦不夺而朔不济。精其心而穷其法，无灸艾而坏其皮；正其理而求其原，免投针而失其位。避灸处而加四肢，四十有九；禁刺处而除六俞，二十有二。

抑又闻高皇抱疾未瘥，李氏刺巨阙而后苏；太子暴死为厥，越人针维会而复醒。肩井、曲池，甄权刺臂痛而复射；悬钟、环跳，华佗刺躄足而立行。秋夫针腰俞而鬼免沉疴；王纂针交俞而妖精立出。取肝俞与命门，使瞽士视秋毫之末；刺少阳与交别，俾聋夫听夏蚋之声。

嗟夫！去圣逾远，此道渐坠。或不得意而散其学，或恣其能而犯禁忌。愚庸智浅，难契于玄言；至道渊深，得之者有几？偶述斯言，不敢示诸明达者焉，庶几乎童蒙之心启。

11. 百症赋（选自《针灸聚英》）

百症俞穴，再三用心．囟会连于玉枕，头风疗以金针。悬颅、颔厌之中，偏头痛止；强间、丰隆之际，头痛难禁。原夫面肿虚浮，须仗水沟、前顶，耳聋气闭，全凭听会、翳风。面上虫行有验，迎香可取，耳中蝉噪有声，听会堪攻。目眩兮，支正、飞扬；目黄兮，阳纲、胆俞。攀睛攻少泽、肝俞之所，泪出刺临泣、头维之处。目中漠漠，即寻攒竹、三间，目觉䀮䀮，急取养老、天柱。观其雀目肝气，睛明、行间而细推，审他项强伤寒，温溜、期门而主之。廉泉、中冲，舌下肿痛堪取，天府、合谷，鼻中衄血宜追。耳门、丝竹空，蛀牙疼于顷刻，颊车、地仓穴，正口㖞于片时。喉痛兮，液门、鱼际去疗，转筋兮，金门、丘墟来医。阳谷、侠溪，颔肿口噤并治；少商、曲泽，血虚口渴同施。通天去鼻内无闻之苦，复溜祛舌干口燥之悲。哑门、关冲，舌缓不语而要紧；天鼎、间使，失音嗫嚅而休迟。太冲泻唇㖞以速愈，承浆泻牙痛而即移。项强多恶风，束骨相连于天柱；热病汗不出，大都更接以经渠。且如两臂顽麻，少海就傍于三里；半身不遂，阳陵远达于曲池。建里、内关，扫尽胸中之苦闷；听宫、脾俞，祛残心下之悲凄。久知协胁疼痛，气户、华盖有灵；腹内肠鸣，下脘、陷谷能平。胸胁支满何疗，章门不容细寻；膈痛饮蓄难禁，膻中、巨阙便针；胸满更加噎塞，中府、意舍所行；胸膈停留瘀血，肾俞、巨髎宜征。胸满项强，神藏、璇玑已试；背连腰痛，白环、委中曾经。脊强兮，水道、筋缩；目眩兮，颧髎、大迎。痉病非颅息而不愈，脐风须然谷而易醒。委阳、天池，腋肿针而速散；后溪、环跳，腿痛刺而即轻。梦魇不安，厉兑相谐于隐白；

发狂奔走，上脘同起于神门。惊悸怔忡，取阳交、解溪勿误；反张悲哭，仗天冲、大横须精。癫疾必身柱、本神之命，发热仗少冲、曲池之津。岁热时行，陶道复求肺俞理；风痫常发，神道还须心俞宁。湿寒湿热下髎定，厥寒厥热涌泉清。寒栗恶寒，二间疏通阴郄暗；烦心呕吐，幽门开彻玉堂明。行间、涌泉，主消渴之肾竭；阴陵、水分，去水肿之脐盈。痨瘵传尸，趋魄户、膏肓之路；中邪霍乱，寻阴谷、三里之程。治疸消黄，谐后溪、劳宫而看；倦言嗜卧，往通里、大钟而明。咳嗽连声，肺俞须迎天突穴；小便赤涩，兑端独泻太阳经。刺长强于承山，善主肠风新下血；针三阴于气海，专司白浊久遗精。且如肓俞、横骨，泻五淋之久积；阴郄、后溪，治盗汗之多出。脾虚谷以不消，脾俞、膀胱俞觅；胃冷食而难化，魂门、胃俞堪责。鼻痔必取龈交，瘿气须求浮白。大敦、照海，患寒疝而善蠲；五里、臂臑，生疬疮而能治；至阴、屋翳，疗痒疾之疼多；肩髃、阳溪，消瘾风之热极。抑又论妇人经事改常，自有地机、血海；女子少气漏血，不无交信、合阳；带下产崩，冲门、气冲宜审；月潮违限，天枢、水泉细详。肩井乳痈而极效，商丘痔瘤而最良。脱肛趋百会、尾翳之所，无子搜阴交、石关之乡。中脘主乎积痢，外丘收乎大肠。寒疟兮，商阳、太溪验；痃癖兮，冲门、血海强。夫医乃人之司命，非志士而莫为；针乃理之渊微，须至人之指教。先究其病源，复攻其穴道，随手见功，应针取效。方知玄理之玄，始达妙中之妙。此篇不尽，略举其要。

12. 玉龙歌（选自《针灸大成》）

扁鹊授我玉龙歌，玉龙一试绝沉疴，
玉龙之歌真罕得，流传千载无差讹。
我今歌此玉龙诀，玉龙一百二十穴，
医者行针殊妙绝，但恐时人自差别。

补泻分明指下施，金针一刺显明医，
伛者立伸偻者起，从此名扬天下知。
中风不语最难医，发际顶门穴要知，
更向百会明补泻，即时苏醒免灾危。
鼻流清涕名鼻渊，先泻后补疾可痊，
若是头风并眼痛，上星穴内刺无偏。
头风呕吐眼昏花，穴取神庭始不差，
孩子慢惊何可治，印堂刺入艾还加。
头项强痛难回顾，牙疼并作一般看，
先向承浆明补泻，后针风府即时安。
偏正头风痛难医，丝竹金针亦可施，
沿皮向后透率谷，一针两穴世间稀。
偏正头风有两般，有无痰饮细推观，
若然痰饮风池刺，倘无痰饮合谷安。
口眼㖞斜最可嗟，地仓妙穴连颊车，
㖞左泻右依师正，㖞右泻左莫令斜。
不闻香臭从何治？迎香两穴可堪攻，
先补后泻分明效，一针未出气先通。
耳聋气闭痛难言，须刺翳风穴始痊，
亦治项上生瘰疬，下针泻动即安然，
耳聋之症不闻声，痛痒蝉鸣不快情，
红肿生疮须用泻，宜从听会用针行。
偶尔失音言语难，哑门一穴两筋间，
若知浅针莫深刺，言语音和照旧安。
眉间疼痛苦难当，攒竹沿皮刺不妨，
若是眼昏皆可治，更针头维即安康。
两眼红肿痛难熬，怕日羞明心自焦，
只刺睛明鱼尾穴，太阳出血自然消。

眼痛忽然血贯睛，羞明更涩目难睁，
须得太阳针出血，不用金刀疾自平。
心火炎上两眼红，迎香穴内刺为通，
若将毒血搐出后，目内清凉始见功。
强痛脊背泻人中，挫闪腰酸亦可攻，
更有委中之一穴，腰间诸疾任君攻。
肾弱腰疼不可当，施为行止甚非常，
若知肾俞二穴处，艾火频加体自康。
环跳能治腿股风，居髎二穴认真攻，
委中毒血更出尽，愈见医科神圣功。
膝腿无力身立难，原因风湿致伤残，
倘知二市穴能灸，步履悠然渐自安。
髋骨能医两腿疼，膝头红肿不能行，
必针膝眼膝关穴，功效须臾病不生。
寒湿脚气不可熬，先针三里及阴交，
再将绝骨穴兼刺，肿痛登时立见消。
肿红腿足草鞋风，须把昆仑二穴攻，
申脉太溪如再刺，神医妙绝起疲癃。
脚背肿起丘墟穴，斜针出血即时轻，
解溪再与商丘识，补泻行针要辨明。
行步艰难疾转加，太冲二穴效堪夸，
更针三里中封穴，去病如同用手抓。
膝盖红肿鹤膝风，阳陵二穴亦堪攻，
阴陵针透尤收效，红肿全消见异功。
腕中无力痛艰难，握物难移体不安，
腕骨一针虽见效，莫将补泻等闲看。
急疼两臂气攻胸，肩井分明穴可攻，
此穴元来真气聚，补多泻少应其中。

肩背风气连臂疼，背缝二穴用针明，
五枢亦治腰间痛，得穴方知疾顿轻。
两肘拘挛筋骨连，艰难动作欠安然，
只将曲池针泻动，尺泽兼行见圣传。
肩端红肿痛难当，寒湿相争气血狂，
若向肩髃明补泻，管君多灸自安康。
筋急不开手难伸，尺泽从来要认真，
头面纵有诸样症，一针合谷效通神。
腹中气块痛难当，穴法宜向内关防，
八法有名阴维穴，腹中之疾永安康。
腹中疼痛亦难当，大陵外关可消详，
若是胁疼并闭结，支沟奇妙效非常。
脾家之症最可怜，有寒有热两相煎，
间使二穴针泻动，热泻寒补病俱痊。
九种心痛及脾疼，上脘穴内用神针，
若还脾败中脘补，两针神效免灾侵。
痔瘘之疾亦可憎，表里急重最难禁，
或痛或痒或下血，二白穴在掌后寻。
三焦热气壅上焦，口苦舌干岂易调，
针刺关冲出毒血，口生津液病俱消。
手臂红肿连腕疼，液门穴内用针明，
更将一穴名中渚，多泻中间疾自轻。
中风之症症非轻，中冲二穴可安宁，
先补后泻如无应，再刺人中立便轻。
胆寒心虚病如何？少冲二穴最功多，
刺入三分不着艾，金针用后自平和。
时行疟疾最难禁，穴法由来未审明，
若把后溪穴寻得，多加艾火即时轻。

牙疼阵阵苦相煎，穴在二间要得传，
若患翻胃并吐食，中魁奇穴莫教偏。
乳蛾之症少人医，必用金针疾始除，
如若少商出血后，即时安稳免灾危。
如今瘾疹疾多般，好手医人治亦难，
天井二穴多着艾，纵生瘰疬灸皆安。
寒痰咳嗽更兼风，列缺二穴最可攻，
先把太渊一穴泻，多加艾火即收功。
痴呆之症不堪亲，不识尊卑枉骂人，
神门独治痴呆病，转手骨开得穴真。
连日虚烦面赤妆，心中惊悸亦难当，
若须通里穴寻得，一用金针体自康。
风眩目烂最堪怜，泪出汪汪不可言，
大小骨空皆妙穴，多加艾火疾应痊。
妇人吹乳痛难消，吐血风痰稠似胶，
少泽穴内明补泻，应时神效气能调。
满身发热痛为虚，盗汗淋淋渐损躯，
须得百劳椎骨穴，金针一刺疾俱除。
忽然咳嗽腰背疼，身柱由来灸便轻，
至阳亦治黄疸病，先补后泻效分明。
肾败腰虚小便频，夜间起止苦劳神，
命门若得金针助，肾俞艾灸起遭迍。
九般痔瘘最伤人，必刺承山效若神，
更有长强一穴是，呻吟大痛穴为真。
伤风不解嗽频频，久不医时劳便成，
咳嗽须针肺俞穴，痰多宜向丰隆寻。
膏肓二穴治病强，此穴原来难度量，
斯穴禁针多着艾，二十一壮亦无妨。

腠理不密咳嗽频，鼻流清涕气昏沉，
须知喷嚏风门穴，咳嗽宜加艾火深。
胆寒由是怕惊心，遗精白浊实难禁，
夜梦鬼交心俞治，白环俞治一般针。
肝家血少目昏花，宜补肝俞力便加，
更把三里频泻动，还光益血自无差。
脾家之症有多般，致成翻胃吐食难，
黄疸亦须寻腕骨，金针必定夺中脘。
无汗伤寒泻复溜，汗多宜将合谷收，
若然六脉皆微细，金针一补脉还浮。
大便闭结不能通，照海分明在足中，
更把支沟来泻动，方知妙穴有神功。
小腹胀满气攻心，内庭二穴要先针，
两足有水临泣泻，无水方能病不侵。
七般疝气取大敦，穴法由来指侧间，
诸经俱载三毛处，不遇师传隔万山。
传尸劳病最难医，涌泉出血免灾危，
痰多须向丰隆泻，气喘丹田亦可施。
浑身疼痛疾非常，不定穴中细审详，
有筋有骨须浅刺，着艾临时要度量。
劳宫穴在掌中寻，满手生疮痛不禁，
心胸之病大陵泻，气攻胸腹一般针。
哮喘之症最难当，夜间不睡气遑遑，
天突妙穴宜寻得，膻中着艾便安康。
鸠尾独治五般痫，此穴须当仔细观，
若然着艾宜七壮，多则伤人针亦难。
气喘急急不可眠，何当日夜苦忧煎，
若得璇玑针泻动，更取气海自安然。

肾强疝气发甚频，气上攻心似死人，
关元兼刺大敦穴，此法亲传始得真。
水病之病最难熬，腹满虚胀不肯消，
先灸水分并水道，后针三里及阴交。
肾气冲心得几时，须用金针疾自除，
若得关元并带脉，四海谁不仰明医。
赤白妇人带下难，只因虚败不能安，
中极补多宜泻少，灼艾还须着意看。
吼喘之症嗽痰多，若用金针疾自和，
俞府乳根一样刺，气喘风痰渐渐磨。
伤寒过经犹未解，须向期门穴上针，
忽然气喘攻胸膈，三里泻多须用心。
脾泻之症别无他，天枢二穴刺休差，
此是五脏脾虚疾，艾火多添病不加。
口臭之疾最可憎，劳心只为苦多情，
大陵穴内人中泻，心得清凉气自平。
穴法深浅在指中，治病须臾显妙功，
劝君要治诸般疾，何不当初记玉龙。

13. 玉龙赋（选自《针灸聚英》）

夫参博以为要，辑简而舍繁，总玉龙以成赋，信金针以获安。原夫卒暴中风，囟门、百会；脚气连延，里、绝、三交。头风鼻渊，上星可用；耳聋腮肿，听会偏高。攒竹、头维，治目痛、头痛；乳根、俞府，疗气嗽痰哮。风市、阴市，驱腿脚之乏力；阴陵、阳陵，除膝肿之难熬。二白医痔瘘，间使剿疟疾。大敦去疝气，膏肓补虚劳。天井治瘰疬瘾疹，神门治呆痴笑咷。

咳嗽风痰，太渊、列缺宜刺；尪羸喘促，璇玑、气海当知。期门、大敦，能治坚痃疝气；劳宫、大陵，可治心闷疮痍。心悸虚烦刺三里，时疫痎疟寻后溪。绝骨、三里、阴交，脚气宜此；晴明、太阳、鱼尾，目症凭兹。老者便多，命门兼肾俞而着艾；妇人乳痈，少泽与太阳之可推。身柱蠲嗽，能除膂痛；至阴却疸，善治神疲。长强、承山，灸痔最妙；丰隆、肺俞，痰嗽称奇。风门主伤冒寒邪之嗽，天枢理感患脾泄之危。

风池、绝骨，而疗乎伛偻；人中、曲池，可治其痿伛。期门刺伤寒未解，经不再传；鸠尾针癫痫已发，慎其妄施。阴交、水分、三里，蛊胀宜刺；商丘、解溪、丘墟，脚痛堪追。尺泽理筋急之不用，腕骨疗手腕之难移。肩脊痛兮，五枢兼于背缝；肘挛痛兮，尺泽合于曲池。风湿传于两肩，肩髃可疗。雍热盛乎三焦，关冲最宜。手臂红肿，中渚、液门要辨；脾虚黄疸，腕骨、中脘何疑。伤寒无汗，攻复溜宜泻；伤寒有汗，取合谷当随。

欲调饱满之气逆，三里可胜；要起六脉之沉匿，复溜称神。照海、支沟，通大便之秘；内庭、临泣，理小腹之膜。天突、膻中医喘嗽，地仓、颊车疗口喝。迎香攻鼻室为最，肩井除臂痛如拿。二间治牙疼，中魁理翻胃而即愈；百劳止虚汗，通里疗心惊而即瘥。大小骨空，治眼烂能止冷泪；左右太阳，医目疼善除血翳。心俞、肾俞，治腰肾虚乏之梦遗；人中、委中，除腰脊痛闪之难制。太溪、昆仑、申脉，最疗足肿之迍；涌泉、关元、丰隆，为治尸劳之例。

印堂治其惊搐，神庭理乎头风。大陵、人中频泻，口气全除；带脉、关元多灸，肾败堪攻。腿脚重疼，针髋骨、膝关、膝眼；行步艰楚，刺三里、中封、太冲。取内关与照海，医腹疾之块，搐迎香于鼻内，消眼热之红。肚痛秘结，大陵合外关与支沟；腿风湿痛，居髎兼环跳与委中。上脘、中脘，治九种心痛；赤白带下，求中极之异同。

又若心虚热壅，少冲明于济夺；目昏血溢，肝俞辨其实虚。当心传之玄要，究手法之疾徐。或值挫闪疼痛之不定，此为难拟定之可袪。辑管见以便诵读，幸高明而无哂诸。

参考书目

1. 明史 . 北京：中华书局，1984.

2. 史记 . 北京：中华书局，2006.

3. 卫生宝鉴 . 北京：中国中医药出版社，2007.

4. 儒门事亲 . 北京：人民卫生出版社，2005.

5. 丹溪心法 . 北京：人民卫生出版社，2005.

6. 普济本事方 . 北京：中国中医药出版社，2007.

7. 名医类案 . 北京：人民卫生出版社，1957.

8. 续名医类案 . 北京：人民卫生出版社，1997.

9. 医宗金鉴 . 北京：人民卫生出版社，1973.

10. 太平圣惠方 . 北京：人民卫生出版社，1982.

11. 妇人大全良方 . 北京：人民卫生出版社，2006.

12. 素问病机气宜保命集 . 北京：人民卫生出版社，2005.

13. 医说 . 北京：中国中医药出版社，2009.

14. 医学入门 . 北京：人民卫生出版社，2006.

15. 类经图翼 . 北京：人民卫生出版社，1982.

16. 西方子明堂灸经·灸膏肓俞穴法 . 上海：上海中医学院出版社，1989.

17. 针灸聚英 . 北京：上海科学技术出版社，1978.

18. 扁鹊心书 . 北京：中医古籍出版社，1990.

19. 针灸资生经 . 上海：上海科学技术出版社，1959.

20. 针灸大成 . 北京：人民卫生出版社，1963.

21. 针灸大全 . 北京：人民卫生出版社，1987.

22. 黄帝明堂灸经、灸膏肓腧、子午流注针经、针经指南 . 北京：人民卫生出版社，1983.

23. 新刊补注铜人腧穴针灸图经 . 北京：人民卫生出版社，1959.

24. 古法新解会元针灸学 . 北京：北京泰山堂书庄铅印本，1937.

25. 中国百年百名中医临床家丛书·贺普仁 . 北京：中国中医药出版社，2007.

26. 承淡安针灸师承录 . 北京：人民军医出版社，2009.

27. 陆瘦燕针灸论著医案选 . 北京：人民卫生出版社，2006.

28. 黄竹斋针灸医案选编 . 北京：中国中医药出版社，2010.

29. 常用腧穴临床发挥 . 北京：人民卫生出版社，1985.

30. 中国百年百名中医临床家丛书·郑魁山 . 北京：中国中医药出版社，2009.

31. 郑魁山针灸临证经验集 . 北京：学苑出版社，2007.

32. 中国百年百名中医临床家丛书·田从豁 . 北京：中国中医药出版社，2009.

33. 针灸临床经验辑要 . 北京：人民卫生出版社，2006.

34. 针灸基本功 . 北京：人民卫生出版社，2007.

35. 中国针灸处方学 . 银川：宁夏人民出版社，1986.

36. 当代名老中医典型医案集：针灸推拿分册 . 北京：人民卫生出版社，2009.

37. 中国针灸学史 . 银川：宁夏人民出版社，1997.

38. 中风病与醒脑开窍针刺法 . 天津：天津科学技术出版社，1998.

39. 靳三针疗法解说 . 上海：上海科学技术出版社，2004.

40. 经穴释义汇解 . 上海：上海翻译出版公司，1984.

41. 针灸穴名解 . 哈尔滨：黑龙江科学技术出版社，1982.

42. 针灸穴名释义 . 合肥：安徽科学技术出版社，1985.

43. 经络腧穴学 . 北京：中国中医药出版社，2012.

44. 各家针灸学说 . 北京：中国中医药出版社，2007.

45. 针灸学 . 北京：人民卫生出版社，1989.

46. 针灸学 . 北京：中国中医药出版社，2007.

47. 临床腧穴学 . 北京：人民军医出版社，2003.